치매
부모님이
드시는
약 이야기

치매 부모님이 드시는 약 이야기
곽용태 지음

초판 인쇄 2023년 12월 10일
초판 발행 2023년 12월 15일

지 은 이 곽용태
펴 낸 이 양현덕
펴 낸 곳 (주)디멘시아북스
기획·편집 양정덕
디 자 인 이희정

등록번호 제2020-000082호
주　　소 (16943) 경기도 수지구 광교중앙로 294 엘리치안빌딩 305호
전　　화 031-216-8720
펙　　스 031-216-8721
홈 주 소 www.dementiabooks.co.kr
이 메 일 dementiabooks@naver.com

ISBN 979-11-971679-9-7 03510
정　가 16,000원

ⓒ 곽용태 2023 Printed in Korea

* 이 책은 저작권법에 따라 보호받는 저작물이므로 무단전제와 무단복제를 금하며,
　책 내용의 전부 또는 일부를 이용하려면 반드시 저작권자와
　(주)디멘시아북스의 서면동의를 받아야 합니다.

* 파본이나 잘못된 책은 구입하신 곳에서 바꿔드립니다.

치매 부모님이 드시는 약 이야기

곽용태 지음

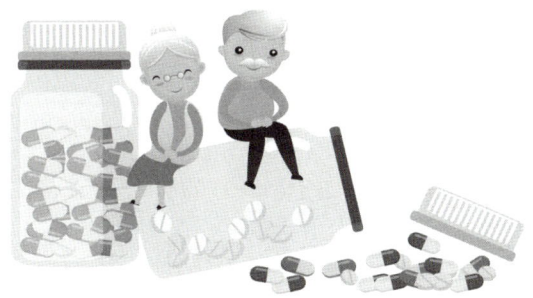

"치매는 병명이 아니고 증상입니다.
원인 질환에 따라
수술이나 약물치료가 가능합니다."

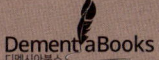

| 개정증보판을 내면서 |

"치매 부모님이 드시는 약 이야기"는 치매전문 인터넷신문사인 '디멘시아뉴스'에 쓴 칼럼을 모아서 2018년 브레인와이즈 출판사에서 발간한 "시련재판"의 개정증보판입니다. 이번에 일부 내용을 매만지고, 발간 이후 연재한 칼럼을 추가해서 제목과 디자인을 변경하여 디멘시아북스에서 출간하게 되었습니다. 처음에 제가 신문에 칼럼을 쓰게 된 계기는 대중들, 심지어는 대부분의 의사들까지도 치매가 무엇인지, 치매 환자에게 어떤 약물들이 사용되는지, 그리고 이러한 약물들이 환자와 그 가족에게 어떤 의미가 있는지에 대해 잘 알지 못하는 것 같아서였습니다.

일반 의사들조차 치매 약물이라고 하면 미국 FDA에서 알츠하이머병으로 공인된 알츠하이머병 치료제와 공인되지는 않았지만 암암리에 의사들이 뇌영양제라고 해서 처방하는 약물만을 한정해서 생각하는 경향이 있습니다. 그러나 현실에서 치매 환자는 단순한 인지기능의 상실뿐만 아니라 망상, 환각, 우울증, 배회, 성격 변화, 공격성 등 다양하고 복합적인 증상을 보이는 경우가 더 많습니다. 더 복잡한 것은 치매가 대부분 나이가 들어서 생기기 때문에 나이 때문에 생길 수 있는 여러 내과적, 외과적인 신체질환을 동반하고, 노인이라는 특성 때문에 약물 반응 역시 일반 젊은 사람과 다르기 때문에 이에 대한 이해와 경험이 절대적으로 필요합니다. 이런 특수성 때문에 부모님을 간병하여야만 하는 가족이 병원에서 받은 처방전은 너무 많은 약들이 있어 그냥 암호처럼 보이는 경우가 대부분입니다. 문제는 치매 부모님을 모시는 일반 의사들도 일반인이 느끼는 당혹감을 느끼는 경우가 많습니다.

 칼럼을 연재하면서 치매가 무엇인지, 어떤 증상들이 있는지, 그 의미가 무엇인지, 그리고 어떤 약물 치료가 있으며 그 효과와 부작용을 다양한 경우를 들어 쉽게 설명하려고 하였습니다. 이 당시에는 20년 이상 알츠하이머병 치매의 치료제가 더 이상 나오지 않았고, 의사를 포함한 많은 사람이 치매 신약 개발에 대해서 비관적인 기류가 많았었습니다. 굴지의 세계적인 제약회사조차도 막대한 손실을 내고 치매 신약 개발에 철수하고 일부 기업은 약물 개발 도중 도산하기도 하였기 때문입니다. 비교적 보수적이고 현실적인 저는 그냥 책 한 권 잘 쓰면 10년 후에도 같은 약물이 사용되기 때문에 고전처럼 한 10년은 그냥 찍으면 되겠구나하는 생각을 했었습니다. 그러나 코로나로 모든 세상이 정지된 것 같은 2021년 6월 7일 미국 FDA는 바이오젠과 일본 에자이사에서 공동 개발한 아두카누맙(Aducanumab)을 알츠하이머병 질병경과변형 치료제로서 신속 심사(Priority review)로 조건부 승인하였습니다. 아주 문제가 많은 약물이었지만 FDA가 총대를 메고 새로운 알츠하이머병 신약을 승인한 것입니다. 더 놀라운 것은 이 약물이 지금까지 알츠하이머병과 같은 퇴행성 치매에서는 전혀 기대하지 않았던 증상 치료가 아닌 실제로 병을 변화시키고 완치에 가깝게 할 수 있는 이론적 근거를 가지고 있다는 것입니다. 이 약의 등장으로 죽어가던 알츠하이머병 신약 개발이 다시 각광받고 많은 새로운 약물 개발이 시작하였습니다. 제가 정신이 번쩍 나는 순간이었습니다.

  이 책을 쓰면서 저는 알츠하이머병 약물 개발이 마치 시지프스의 신화와 같다고 생각하였습니다. 시지프스는 자신의 잘못된 행동에 때문에 신들의 노여움을 사 큰 바위를 산 정상까지 밀어 올리는 형벌을 받습니다. 그러나 힘겹게 밀어 올린 바위는 정상 근처에 다다르면 속절없이 아래로 굴러 떨어지고, 그는 다시 이 바위를 밀어 올려야만 하는 행위를 계속 반복해야만 하죠. 맹목적이고 영원한 이런 행위는 많은 사람들에게 다양한 의미를 생각하게 합니다. 알츠하이머병 신약 개발도 마치 시지프스의 형벌처럼 고통스럽고 영원하며 맹목적일 것 같았습니다. 그런데 시지프스의 그 영원한 형벌은 언제까지일까요? 영원이란 어떤 의미가 있을까요? 기존 그리스 신화에서는 이 형벌의 끝에 대한 뒷이야기가 없습니다. 하지만 기원전 2세기에 살았던 서지학자 아폴로도로스의 신화 모음집인 '도서관'이라는 책에서는 간단하게 그 이후의 이야기가 쓰여 있습니다. 너무 많은 비밀을 알고 있던 그를 제우스가 결국 그 형벌에서 풀어주고, 그는 세상으로 돌아가 자연 수명을 다한 후 죽습니다. 그러나 죽고 나서 그는 다시 형벌을 받기 전에 벌였던 같은 일을 반복합니다. 그 이후의 이야기는 없지만 또 시지프스의 형벌에 처해지지 않았을까 생각합니다. 또 다른 반복이 진행되는 것입니다. 영원할 것 같은 시지프스의 형벌이 끝나듯 아마도 새로운 약이 개발되어 원래 건강을 회복하지만 다시 다른 이유로 치매가 생기고, 또 지난한 세월을 보내며 새로운 해결책을 찾는 다른 차원의 시지프스 고리가 영원히 진행될지도 모릅니다.

하지만 치매 전문가로서 새로운 약물의 개발과 그 가치, 효용성, 문제점 등을 잘 설명하는 것이 간절하게 하루하루 치매라는 병과 싸우는 환자나 가족에게 세상에 발을 디디고 버티게 하는 힘을 줄 수도 있습니다. 그리고 책 한 권만 쓰면 아마도 새로운 약의 개발이 어려워 10년 내내 이 책으로 족하다고 생각한 것이 얼마나 무지한 생각인지도 알게 되었습니다. 아마 6개월에 한 번씩 책을 개정할지도 모르지만 그 개정 간격이 빨라질수록 주변에 치매 환자의 한숨은 적어질 것이라고 기대합니다.

마지막으로 초판으로 끝나는 책들이 부지기수인 출판시장에서 다시 개정증보판을 낼 수 있을 만큼 꾸준히 제 글을 읽고 사랑해 주신 독자들께 감사의 마음을 전합니다. 새로운 제목과 디자인으로 단장하여 출간될 수 있도록 신경을 써 준 디멘시아북스 양현덕 대표이사님과 직원들, 그리고 오늘에 이르기까지 물심양면으로 도움을 주신 강남 세브란스병원 김원주 교수님, 분당 서울대병원 신경과 김상윤 교수님, 가톨릭 관동대학교병원 정신과 구민성 교수님, 보훈병원 신경과 양영순 선생님, 삼성병원 신경과 방오영 교수님, 저희 병원 이수용 대표이사님, 이충순 고문님, 정신과 민성길 원장님께 감사의 말씀을 드립니다. 어머니 민병숙 여사, 아내 김수정, 딸 곽민주, 큰형님, 작은형님, 형수님들께도 감사드립니다.

2023년 11월 어느 날 진료실에서
곽 용 태

| 떠나는 글 |

현대 의학은 유럽에서 태동했습니다. 현대 유럽을 상징하는 두 가지의 큰 사상, 즉 헬레니즘과 헤브라이즘의 주도권 싸움이라는 역사 속에서 태어났지요. 헤브라이즘(Hebraism)은 고대 유대어로 '방황하는 자'라는 뜻이라고 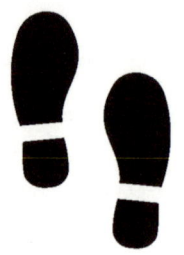 합니다. 헤브라이즘이란 히브리어의 사용, 기질, 헤브라이 문화 또는 헤브라이 정신을 모두 아울러 이르는 말입니다. 한편 헬레니즘은 그리스인들이 스스로를 가리키는 'Hellen'이라는 말에서 나왔다고 합니다. 구스타프 드로이젠은 헬레니즘을 그리스 정신과 동방 정신이 융합된 범세계적인 문화로 좁게 정의했지만, 일반적으로는 그리스인들의 사고방식과 문화를 통칭합니다. 인간중심주의, 현세적, 자유, 다신교, 디오니소스 등이 중심 의미라고 생각하면 되겠습니다. 반면 헤브라이즘은 신중심주의, 내세적, 엄격과 경건, 일신교 등 헬레니즘과 상반된 입장을 취하지요.

헤브라이즘이 지배하던 중세에 사람들은 질병이 하나님의 뜻이며 운명이라고 생각했습니다. 질병에는 하나님의 징벌이란 요소가 있으므로 질병을 치료하려면 하나님의 뜻, 하나님의 집, 혹은 하나님의 대리인이 필요했던 것이지요. 그 시대의 병원은 "내가 주릴 때에 너희가 먹을 것을 주었고, 목마를 때에 마시게 했고, 나그네 되었을 때에 영접했고, 헐벗었을 때에 옷을 입혔고, 병 들었을 때에 돌보았고, 옥에 갇혔을 때에 와서 보았느니라"라는 마태복음 25장에 충실한 교회나 수도원의 부속시설로 존재하였습니다. 신과 인간의 경계는 불분명했으며, 페스트와 같은 역병이 유행하면 의사가 할 수 있는 가장 좋은 처방은 "최대한 빨리, 멀리 도망가라, 그리고 너무 빨리 돌아오지 마라"였습니다.

그러나 데카르트(René Descartes, 1596-1650년)는 신과 인간의 영역을 구분하려고 했습니다. 이원론에 따라 세계와 인간을 정신적인 실체와 물질적인 실체로 나누었지요. 그리고 물질적인 실체를 기계론적으로 이해하려고 했습니다. 데카르트의 이원론에 따르면, 인간의 몸도 영혼을 제외하면 자동차와 다를 바 없습니다. 영혼은 신의 영역으로 남겨 두지만 물질로서의 몸은 인간의 영역이었지요. 하지만 인간의 신체증상과 달리 정신이상증상을 물질의 영역으로 볼지 아니면 영혼의 영역으로 볼지 애매했습니다. 따라서 근대 의학의 발전 속에서도 정신질환자는 병원이 아닌 수도원 혹은 먼 시골에 있는 수용소(asylum)에서 치료를 받아야 했습니다. 현대 의학의 초기에 정신과 의사는 다른 영역의 의사와 다른 길을 가야 했습니다. 하지만 독일의 정신 의학자인 빌헬름 그리징거(Wilhelm Griesinger, 1817-1868)는 정신질환을 뇌질환으로 보았습니다. 정신질환도 다른 신체질환과 마찬가지로 종합병원에서 내과의 한 부분으로 보아야 한다고 생각했던 겁니다. 본격적으로 정신질환을 신체질환으로 바라보게 된 것입니다. 어떤 질병이 생기면 그 원인을 찾아 제거하거나, 그 질병의 진행 과정을 차단함으로써 또 다른 증상으로 진행하는 것을 차단하거나 완화합니다. 더 근본적으로는 질병이 생기지 않게 예방합니다. 자동차에 비유하면 정기적으로 엔진오일 교환은 예방이며, 오래된 자동차를 수리하여 기능을 최적화하는 것은 완화나 치료가 되겠지요. 자동차를 수리할 때는 어떤 화학물질을 보충하거나 부품을 교체합니다. 마찬가지로 의사도 약물을 투여하거나 수술적 치료를 합니다.

최근 수명이 급격하게 늘면서 노인과 연관된 많은 질환이 사회 곳곳에서 문제를 일으킵니다. 가장 중요한 것이 치매입니다. 치매는 병명이 아니고 증상입니다. 원인 질환에 따라 수술이나 약물치료가 가능한 원인이 분명한 치매도 있고(예를 들어 뇌수종, 뇌종양, 영양결핍), 이런 치매는 치료 효과가 비교적 단기에 나타나 환자 보호자의 부담도 적은 경우가 많습니다. 하지만 수술이 불가능한 퇴행성 치매(알츠하이머 치매, 파킨슨 치매, 전측두엽 치매 등)는 긴 시간에 걸쳐 인지기능장애가 일어나고 다양한 정신행동증상, 일상생활 기능의 손상이 동반됩니다. 다양한 이상증상을 치료하기 위해 다양한 약물이 처방됩니다. 오랜 치료 시간과 많은 약물치료 때문에 환자나 보호자의 부담이 더욱 커집니다.

힘들게 하루하루 버티는 보호자 입장에서는 어떤 것 하나 정확하지 않고 혼란스러운 경우가 많습니다. 환자가 어떤 상태인지, 지금 어떤 치료가 진행되는지, 앞으로 병의 경과는 어떻게 될지를 모른다는 뜻입니다. 치매를 앓는 부모님을 이해하지 못하면 결국 내가 무엇을 해야 할지, 무엇을 짊어지고 가야 하는지 알 수 없습니다. 치매가 곧 나 자신의 문제가 되는 것입니다. 물론 질병에 대한 간단한 설명은 의사 선생님이나 간호사에게 들을 수 있지만, 병원 갈 때마다 수북하게 가져오는 약 뭉치는 무슨 의미가 있는지 잘 가르쳐 주지 않습니다. 가르쳐 주더라도 너무 전문적이라 이해하기 어려울 수 있습니다. 뿐만 아니라, 인지기능을 포함한 다양한 정신행동증상에 작용하는 약물은 종종 윤리적인 문제를 야기할 수도 있습니다.

  이 책은 치매 치료에 대한 가이드라인이나 전문적인 약물 지식을 제공하지는 않습니다. 하지만 부모님들이 치매로 인해 겪는 어려움과 때로는 실랑이를 벌이는 화학물질들의 원천과 효과, 그리고 한계를 간략히 소개하고자 합니다. 전문적인 내용을 피하려다 보니 일부 논란이 될 만한 내용도 있지만 최대한 객관성을 유지하려고 노력했고, 논란이 있는 부분은 참고 문헌을 제공했습니다. 이 책이 치매에 걸린 부모님, 약을 처방한 의사 선생님, 그리고 실제로 약을 복용하면서 큰 파도를 넘고 있는 부모님을 돌보는 우리 자신이 주변을 돌아볼 계기가 되었으면 좋겠습니다.

  마지막으로 이 책을 쓰는 일을 허락하고 격려해 주신 많은 환자분들의 사심 없는 후원과 관용에 깊이 감사드립니다. 세세한 개인정보는 내용을 해치지 않는 범위에서 바꾸었지만 환자들과 저 사이에 있었던 감정이나 느낌은 되도록이면 충실하게 전하려고 노력했습니다. 책 내용 전달을 위해 일부 내용은 극적 구성을 하였지만 의사와 환자, 환자 보호자 사이에 이루어지는 일은 모두 의료윤리 규정에 따라 이루어졌습니다.

| 차례 |

개정증보판을 내면서 04
떠나는 글 10

Chapter 1 일리아드, 신과 영웅 그리고 운명 21
Chapter 2 컨테인먼트(Containment)? 29
Chapter 3 펩시 챌린지 37
Chapter 4 히틀러의 선물(신경전달물질 이야기) 43
Chapter 5 하울의 움직이는 성(열쇠와 자물쇠) 49
Chapter 6 눈처럼 하얀, 미투(White as snow, Me too) 55
Chapter 7 VX, 알츠하이머병 치료제? 61
Chapter 8 시련재판 67
Chapter 9 브레이크쓰르우 73

Chapter 10	패턴 인터럽트	81
Chapter 11	계영배	85
Chapter 12	코차 혹은 발차	91
Chapter 13	메만틴	97
Chapter 14	좋아지지 않으면 효과가 없을까?	104
Chapter 15	절제 혹은 결박	109
Chapter 16	깨어남(Awakening)	117
Chapter 17	항정신병 약물	123
Chapter 18	항우울제	129

Chapter 19	위로 음식	135
Chapter 20	가가성 치매?(Pseudo-Pseudo dementia?)	141
Chapter 21	항불안제	149
Chapter 22	킨들(Kindle)	157
Chapter 23	수면	163
Chapter 24	밤에 잠이 그를 사로잡을 수 있다면…	169
Chapter 25	각성제 혹은 흥분제	175
Chapter 26	위약	183
Chapter 27	총명탕	189

Chapter 28	아무거나	193
Chapter 29	최적의 치료 혹은 최고의 치료	199
Chapter 30	암흑시대	205
Chapter 31	마법의 탄환(Magic bullet)	213
Chapter 32	소라게의 추억	223
Chapter 33	야타족과 마술사	231

| 멈추는 글 | 241 |

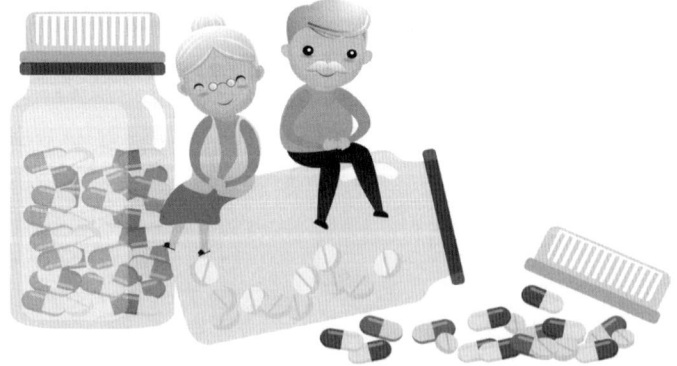

Chapter 1

일리아드, 신과 영웅 그리고 운명

레너드(로버트 드니로 분)의 어머니로부터 어렵게 신약 치료를 허가받은 세이어 박사(로빈 윌리엄스 분)는 원내 약국에서 엘도파(L-dopa, 파킨슨병 치료제)를 받아 병실로 옵니다. 하지만 엘도파의 용량을 늘리는 순간 망설입니다. 레너드가 앓는 기면병의 원인을 모르는 상태에서 이 약을, 이 용량으로 투약하는 것이 옳은지 아직도 확신이 들지 않았습니다. 그는 마음을 다잡고 마치 유령 같은 레너드를 앉혀 약을 먹입니다. 그리고 그 곁에 앉아 있다 너무 피곤했던 나머지 깜박 잠이 들었습니다. 한밤중에 퍼뜩 깨어나 보니 침대에 유령처럼 누워 있어야 할 레너드가 없어졌습니다. 당황한 세이어 박사가 병실 밖으로 나가 보니 레너드가 홀에 앉아 있습니다. 놀라움 속에 다가간 세이어 박사를 레너드가 돌아봅니다.

"조용하네요."(레너드)

"예, 모든 사람이 자고 있지요."(세이어)

"나는 자고 있지 않아요."(레너드)

(웃으며) "예, 당신은 깨어났습니다."(세이어)

　로버트 드니로와 로빈 윌리엄스가 열연한 1990년 영화 "사랑의 기적(Awakenings)"에는 명장면이 많습니다. 많은 사람이 레너드가 다시 깨어나 춤추는 장면을 꼽지만, 저는 두 사람이 기적적으로 처음 만나는 이 장면에서 가슴이 뭉클했습니다. 사람의 의식을 의학적으로 정의하기는 쉽지 않지만, 상당수의 뇌질환은 의식장애를 가져옵니다. 한 의사가 의식이 없는 환자를 약으로 깨워 내는 이 장면은 의사인 저에게는 영화 ET에서 외계인을 만나는 모습보다 더 감동적이었습니다.

　의사들은 기본적으로 환자에게 무언가를 하려고 합니다. 특히 내과 의사는 약을 처방하여 환자를 치료하려고 합니다. 치료란 무엇일까요? 치료를 이야기를 하기 전에 병의 자연경과를 이해할 필요가 있습니다. 자연경과란 어떤 질병이 생겨 처음 증상이 나타난 후, 인위적인 치료를 하지 않았을 때 해당 질병이 진행하는 과정을 말합니다. 자연경과에는 세 가지가 있습니다. 발병 전 상태로 회복, 후유증을 남긴 상태로 회복, 마지막으로 사망입니다. 그런데 어떤 병에 특정한 약물을 투여하면 자연경과가 변할 수 있습니다. 예를 들어, 우리가 잘 아는 가수 신해철이 걸린 패혈증은 세균이 혈액 내로 들어가 생깁니다. 치료하지 않으면 사망할 확률이 50%가 넘습니다. 이것이 패혈증의 자연경과입니다.

알렉산더 플레밍은 1928년 우연히 세균을 억제하는 신물질을 발견합니다. 바로 페니실린입니다. 플레밍은 훌륭한 학자였지만 사교성이 떨어지고 말도 잘 못했습니다. 이 중요한 약을 발견하고도 다른 사람을 설득하지 못해 홍보나 임상적 적용이 늦어졌습니다. 아무도 환자 치료에 이용하지 않았습니다. 10년도 훌쩍 넘은 1940년 12월, 영국에서 알렉산더라는 경찰이 장미 가시에 얼굴이 긁힌 후 패혈증에 걸립니다. 병이 호전되지 않아 여러 가지 치료를 시도하다가 1941년 2월 12일 페니실린을 처음으로 정맥 주사합니다. 24시간 후 놀랍게도 열이 떨어지고 증상이 극적으로 호전되었습니다. 하지만 2차 세계대전 중이라 모든 물자가 부족했으며 페니실린 역시 더 이상 공급을 받을 수 없었습니다. 의료진은 환자의 소변에서 페니실린을 분리하여 재사용하는 등 필사적으로 치료했으나 결국 페니실린을 더 이상 구할 수 없어 환자가 사망합니다. 그러나 놀라운 효과가 알려진 페니실린은 이후 대량 생산되어 전쟁 중 수많은 감염 환자를 살렸습니다. 즉 페니실린이란 약이 세균 감염병의 자연경과를 극적으로 바꾸어 놓은 것입니다.

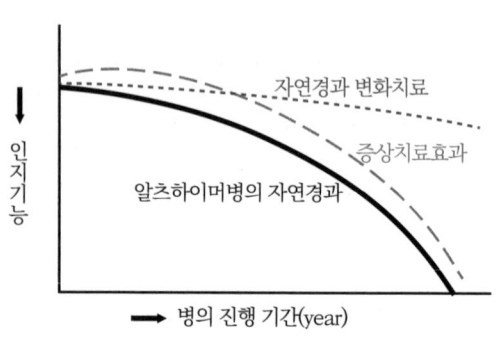

현대 의학이 보여준 수많은 극적인 결과로 대부분의 사람들은 약이 우리의 병을 치료한다고 생각합니다. 그리고 보통 치료라고 하면 완치를 떠올립니다. 병의 자연경과 중 발병 전의 건강한 상태로 돌아가는 자연경과만 생각하는 것입니다. 하지만 병의 자연경과를 완치로 바꾸는 치료는 한정되어 있습니다. 치료가 자연경과를 변화시키기는 하지만 완치되지 않을 수도 있고, 증상은 좋아지지만 약을 끊거나 병이 더 진행되면 결국 원래 경과로 가는 경우도 많습니다(그림).

1999년 어느 날 80세의 할아버지가 기억력장애와 언어장애를 주 증상으로 찾아왔습니다. 거의 말수가 없고, 심한 기억력장애가 있었습니다. 같이 온 아들과 부인의 얼굴도 밝지 않았습니다. 가족이 아파서 그러려니 했지만, 다른 이유도 있었습니다. 할아버지는 초등학교 밖에 나오지 않았지만 기억력과 계산력이 비상했습니다.

일찍이 사채업을 하여 내로라하는 사채업자가 되었습니다. 그런데 할아버지는 돈에 관해서는 어느 누구, 심지어 가족조차 믿지 않았습니다. 돈을 빌려주더라도 절대 장부에 기록하지 않고, 자신의 기억에만 의존했다고 합니다. 그래도 수십 년간 아무 문제도 없었습니다. 그런 분이 갑자기 치매가 생겨 기억력이 없어져 다른 사람에게 빌려준 돈이나 재산들을 알 수 없으니 가족들 입장에서는 기가 막힌 것이지요. "선생님 제발 30분만 기억을 찾고 말을 하실 수는 없을까요?" 당시에는 치매의 개념도 잘 몰랐고, 레지던트 때부터 치매에는 치료약이 없다는 이야기를 들었기 때문에 저는 고개를 저었습니다. 그런데 알츠하이머병 치료제로 코그넥스(tacrine)라는 약이 개발되었으며 국내에 시판된다는 이야기를 우연히 들었습니다. 혹시나 하고 처방했습니다. 이 약은 부작용으로 간 독성이 생길 수 있기 때문에 일주일에 한 번씩 혈액 검사를 하여 용량을 조절해야 합니다. 투약 일주일 후 진료실에 한 노신사가 걸어 들어왔습니다. "선생님, 반갑습니다, 일주일 전에 뵌 적이 있지요?" 누군가 하고 얼굴을 본 순간 깜짝 놀랐지요. 아들도 얼굴이 밝았습니다. 전보다 훨씬 좋아졌다고 합니다. 환자는 기억력, 집중력, 언어기능까지 좋아졌지만 자세한 기억은 아직 완전하게 회복되지 않았습니다. 저는 약을 증량하였고 다음 주를 잔뜩 기대했습니다. 결과는? 환자는 약을 증량하면서 말도 많아지고 기억력도 좀 더 좋아졌지만, 가족들이 원하는 수준으로 기억을 되살리지 못하였습니다. 채권 회수가 불가능한 것은 물론이고, 약이 증량되면서 아들이 돈을 훔쳐 갔다는 둥 부인이 바람을 피웠다는 둥 망상과 공격성이 늘었습니다. 게다가 간염 수치가 올라가면서 약물을 중단할 수밖에 없었습니다. 환자는 한동안 불안정한 증세를 보이다 원래 상태로 돌아갔습니다. 영화에서 레너드가 엘도파로 좋은 시간을 보낸 것처럼, 이 약은 할아버지가 가족을 기억하고 대화할 수 있는 등 어느 정도 효과가 있었으나 병의 자연경과를 완치로 바꾸지는 못했던 것입니다.

많은 제약회사들은 자신들이 만든 약이 완치는 못 시켜도 병의 자연경과를 바꿀 수 있다고 선전합니다. 하지만 진짜 그런지, 아니면 약을 복용하는 동안만 증상이 개선되는지는 논란이 있습니다. 대부분의 연구에서 약 복용을 멈추면 증세가 악화되고, 약을 안 먹는 사람과 비슷한 경과를 보이는 것으로 보아 자연경과의 변화보다는 증상의 개선이 주작용인 것 같습니다. 이러한 약들이 꼭 필요하지만 한계도 명확하다는 것이지요.

일리아스는 기원전 8세기경 호메로스가 쓴 가장 오래된 고대 그리스 문학 서사시입니다. 일리아스는 '일리온의 노래' 란 뜻으로 트로이인들의 왕성(王城)인 '일리온(트로이의 그리스어 이름)'에서 유래했다고

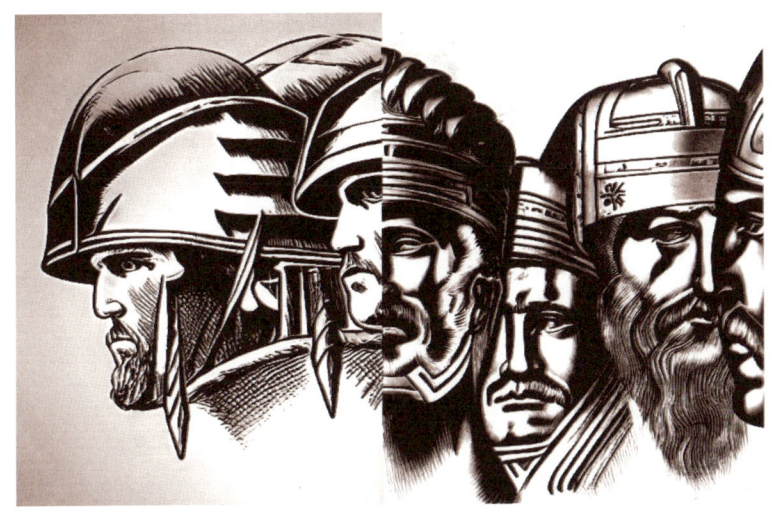

합니다. 이 이야기는 51일간 벌어진 트로이아 전쟁을 배경으로 그리스의 장군 아킬레우스가 중심이 된 원한과 복수, 여기서 생기는 인간의 비극을 다루었습니다. 이 고전은 많은 이야기를 담고 있지만 결국 가장 중요한 것은 인간의 운명에 관한 이야기가 아닐까 합니다. 수많은 영웅과 신들이 각자 신탁으로 결정된 운명을 따를 수밖에 없는 것이지요. 트로이 장군 헥토르도, 아킬레우스도, 심지어는 신들도 자신의 운명을 바꿀 수 없습니다. 그러나 어떻게 행동하는지에 따라 더 명예롭게 운명을 받아들일 수는 있습니다. 현재의 의학 수준에서는 일단 알츠하이머병과 같은 퇴행성 치매가 생기면 완치하기는 어렵습니다. 하지만 적절한 약물치료를 하면 병의 자연경과 안에서 좀 더 의미 있는 삶을 유지하거나 연장할 수는

있습니다. 이는 일리아드의 수많은 영웅과 신들이 신탁 안에서 명예롭게 사느냐, 아니면 비겁하고 비참하게 생을 마감하느냐와 비슷한 이야기일 수 있습니다.

Chapter 2

컨테인먼트(Containment)?

Contain: 들어 있다, 참다, 방지하다

Container: 그릇, 화물용 컨테이너

Containment: ??

1950년 6월 24일 미국 중서부 미주리 주의 작은 마을 인디펜던스. 주말 휴가를 위해 아내인 베스와 외동딸 마가렛과 함께 고향 집에 내려와 있던 트루먼 대통령에게 밤 10시가 되어

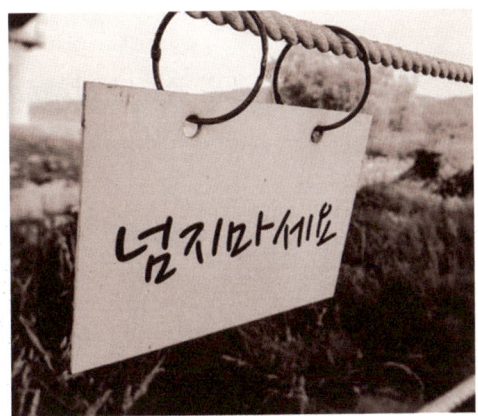

국무장관 딕 애치슨으로부터 한 통의 전화가 왔습니다. "각하, 중대한 사태가 발생했습니다. 북한이 38선을 넘어 남한을 침공했습니다."

　2차 세계대전 이후 처음 일어난 대규모 재래식 전쟁인 한국전쟁의 시작이었습니다. 전격적인 침략 앞에 대한민국은 패배 일보 직전까지 몰렸습니다. 그러나 유엔군의 참전과 맥아더 장군의 인천 상륙작전을 계기로 일순간에 전세를 뒤집었습니다. 유엔군과 우리 국군이 38선을 넘어 북한을 공격하자 중국 공산당 정부에서 강력한 경고가 나옵니다. 맥아더는 망설이는 트루먼을 설득하여 전쟁을 확대했습니다. 평양과 원산을 점령하자 중국은 더 이상 진격하지 말라는 강력한 경고를 거듭 보내지만 유엔군과 대한민국 군은 북한의 정권 변화(rollback)를 염두에 두고 계속 진격합니다. 결국 중국 공산군이 참전합니다.

　1850년대, 미국은 북부와 남부로 갈라졌습니다. 당시 노예제는 북부 사람들에게 정치적, 경제적으로 받아들일 수 없었습니다. 북부는 주변 여러 다른 주들과 연합하여 남부를 둘러싸는 "자유로운 땅" 혹은 "자유 국가" (Cordon of Freedom)를 형성하였습니다. 북부 사람들은 노예제도가 근본적인 문제가 있기 때문에 남부를 봉쇄(containment)하기만 해도 스스로 무너질 것이라고 믿었습니다. 영화 "바람과 함께 사라지다"에서 클락 케이블이 연기한 레트 선장은 북부가 남부를 봉쇄하였을 때 밀무역으로 성공한 사람이었습니다. 그만큼 봉쇄정책은 남부에게 힘든 상황이었습니다. 결국, 남부는 전쟁을 선택할 수밖에 없었습니다. 남북전쟁이지요. 미국은 남북전쟁을 통해 분열의 위기를 극복하고 이후 초강대국으로 발돋움하게 됩니다.

76세 할아버지가 인지기능장애, 망상, 그리고 심한 성적인 증상으로 저희 병원에 입원했습니다. 이전에 몇 차례 뇌졸중과 심혈관 질환으로 수술을 받은 경험이 있는 환자입니다. 환자는 수시로 팬티를 내리고 성적인 요구를 하며, 안 들어주면 화를 내는 등 행동장애가 심하여 이전 병원에서 호르몬 치료와 항정신병 약물 등 많은 약물치료를 받았으나, 호전이 없고 오히려 잠을 못 자는 증상이 더 심해졌습니다. 그는 병동의 시한폭탄이었습니다. 저는 많은 고민을 하였고… 2주가 지났습니다. 환자는 얼굴도 밝아지고 잠도 잘 자게 되었으며 비교적 안정적인 병실 생활을 하게 되었습니다. 과연 무슨 일이 있었을까요?

2차 세계대전 후 미국 대통령인 트루먼은 인상적인 연설을 합니다. 전 세계적으로 확산하는 전제주의, 공산주의 세력을 견제하기 위해 자유진영 방어에 적극적으로 나서겠다는 것이었습니다. 미국의 첫 번째 외교정책은 공산주의 국가를 철저히 봉쇄하는 것이었습니다. 트루먼에게 한국전쟁은 첫 번째 큰 시련이었습니다. 자유진영을 방어하고 공산주의 세력의 확장을 막기 위해 참전을 결정했지만, 38선 너머로 북진하는 것은 쉽게 판단할 문제가 아니었습니다. 국제전이 될 가능성이 있었기 때문이지요. 유엔군과 한국군이 평양-원산 선을 넘자 중국이 최후통첩을 합니다. 자유 한국과 중국 공산당은 국경을 맞댈 수는 없다는 것이었습니다. 자유진영을 지킨다고 하였지만, 제한적 개입이나 봉쇄를 선호했던 트루먼은 고민에 빠집니다. 하지만 맥아더가 밀어붙여 한국전쟁은 결국 모두가 아는 대로 끝났습니다. 역사에서 '만약'이라는 가정은 무의미하지만, 만약 당시 맥아더가 평양-원산 이북으로 진격하지 않은 채 전쟁을 끝내고 북한 정권에 대한 봉쇄정책만 유지했다면, 쉽게 통일이 이루어지지 않았을까 하는 아쉬움이 남습니다.

Containment란 어떤 대상을 특정한 곳에 넣어 두고 빠져나가지 못하게 하는 것입니다. 냉전 이후 미국이 자주 사용하는 외교 전략 중 하나입니다. 이 전략은 전쟁이나 인위적인 정권 교체가 아닌, 봉쇄를 통해 정권이 자체적 모순으로 인해 붕괴되도록 하는 것입니다. 2018년 북미회담 이전, 미국이 북한에 하였던 최고의 압박 역시 봉쇄정책입니다.

의사들은 어떤 병이나 증상을 보면 자연경과를 확실히 바꾸려는 강박을 가지고 치료나 개입을 시도합니다. 치매 환자가 기억력장애나 신경행동장애가 있다면, 어떤 방법을 사용해서라도 이를 호전시키려고 합니다. 하지만 생각처럼 치료가 안 되는 질환이나 증상도 많습니다. 약을 증량하고, 바꾸고, 추가하고, 투약 방법을 변경하는 등 최선을 다하지만 환자는 오히려 악화될 수도 있습니다. 이때는 환자의 증상이 환자나 가족에게 어떤 영향을 미치는지 냉정하게 평가해 볼 필요가 있습니다. 정신과 환자가 심한 우울증이나 망상으로 자살 위험이 있거나, 타인을 심각하게 해칠 우려가 있다면 약뿐 아니라 다른 방법으로도 확실히 조치를 취해야 합니다. 하지만 치매 노인 환자 중에서 이런 극단적인 경우는 생각보다 많지 않습니다. 완전한 조절에 따르는 부작용과 대가가 크다면, 일정 수준의 증상은 용인하면서 합의 가능한 범위 내에서 조절하는 것이 적절할 수 있습니다. 위에 언급한 할아버지도 망상이나 성적인 증상을 치료하기 위해 과도한 약을 쓰다가 배뇨장애 등의 부작용이 생겼고, 연쇄적으로 불면증과 섬망 등이 나타났습니다. 일단 첫 번째 치료 목적은 감당 가능할 정도로 증상의 수위를 낮추는 것입니다. 망상이 있어도 무섭거나 심하지 않으며, 성적인 행위도 수위를 낮추어 실제로 행위가 가능하지 않을 정도까지만 약을 사용합니다. 그 다음 중요한 것은 좋은 간병인을 찾아 교육하는 것입니다. 요즘에도 할아버지는 성적인 요구를 하고 보채기도 합니다. 하지만 할아버지가 사랑한다고 하면 간병인 아줌마도 사랑한다고 하면서 슬쩍 화제를 바꾸면 할아버지는 곧 이 상황을 잊어버립니다. 그 정도로만 증상 조절을 하는 겁니다. 즉 완전히 좋게 할 수 없다면 어느 수준에서 증상을 봉쇄하는 것입니다. 봉쇄정책의 기본은 봉쇄당하는 체제가 자체의 모순과 불안정성으로 스스로 무너지거나 바뀌는 겁니다. 치매에서 보이는 행동장애도 대부분 안정적으로 고착되어 있지 않습니다. 시간이 지나면 이 증상들은 변하고 없어지는 방향으로 갑니다. 봉쇄는 많은 인내와 시간, 이해가 필요한 정책입니다. 마찬가지로 환자의 증상을 이해하고 어느 정도 받아 주어야 합니다. 따라서 주변 사람의 도움이 적극적으로 필요한 것입니다.

어느 날 제 친구가 우울한 얼굴로 찾아왔습니다. 주식 거래를 하다가 부인에게 들켜 통장과 카드를 압수당하고, 부인이 준 카드만 사용하라고 통고를 받았답니다. 들어오는 돈도, 나가는 돈도 모두 봉쇄당한 모습을 보며 속으로 생각했습니다. 변할 사람이 아닌데… 최근 이 친구요? 레트 선장처럼 유유히 부인의 봉쇄를 뚫고 몰래 비트코인 거래를 하고 있습니다. 물론 돈을 벌었는지, 잃었는지는 모르지만 말입니다.

Chapter 3

펩시 챌린지

1985년 대한민국에는 생소한 TV 광고가 일제히 방영되었습니다. 인기 가수인 이택림 씨가 출연하여 "콜라는 맛으로 선택하세요!"라고 말했고, 젊은이들이 눈을 가리고 코카콜라와 펩시콜라를 시음한 후 눈가리개를 벗 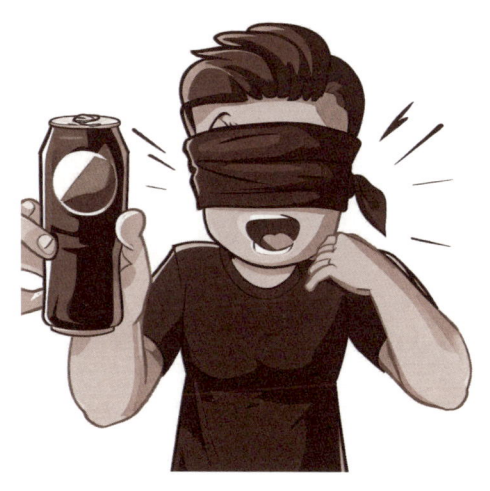 는 장면을 클로즈업으로 담았습니다. "아, 펩시잖아!" 마지막 자막은 이렇습니다. "정직한 콜라 시음대회에 참석해 주세요, 콜라는 맛으로 결정합니다!" 지금 보면 촌스럽지만 당시 엄청난 반향을 일으킨 광고였지요.

코카콜라와 펩시는 역대 최고의 라이벌 브랜드입니다. 코카콜라는 1886년, 펩시는 1898년에 태어났습니다. 개발자들은 모두 약사입니다. 12년 먼저 태어난 코카콜라는 압도적인 시장 점유율을 지켰습니다. 1923년과 1931년 두 차례 파산 위기를 겪은 펩시가 코카콜라에 인수해 달라고 제의를 했을 때는 손쉽게 승부가 갈리는 듯했습니다. 하지만 코카콜라는 이 제의를 거절했습니다. 궁지에 몰린 펩시는 코카콜라와 같은 용량을 반값에 판매하는 '반값 전략'으로 점유율을 14%까지 상승시키는 엄청난 성공을 거둡니다. 2인자의 자리를 굳힌 펩시는 본격적인 전쟁을 시작합니다. 1973년 '펩시 챌린지' 광고를 대규모로 진행하며 만년 2위를 탈출하려는 노력은 시장에 큰 충격을 던졌습니다. 어떤 콜라가 진짜 맛있는지 소비자가 직접 판단하라는 '펩시 챌린지'는 대중에게 매우 생소한 마케팅 기법이었습니다. 대중을 상대로 한 눈가림 검사(블라인드 테스트, blind test)입니다. 우리나라를 포함하여 전 세계적으로 진행된 '펩시 챌린지'는 이변을 낳았습니다. 52%의 참여자가 펩시를 선택한 것입니다. 일반 소비자뿐 아니라 코카콜라도 큰 충격을 받았습니다. 이 광고 이후 펩시의 시장 점유율은 코카콜라를 앞지릅니다⁽¹·⁵:¹⁾. 엄청난 충격을 받은 코카콜라는 기존 제품을 폐기하고 '뉴코크'라는 새로운 콜라를 출시하였습니다. 그러나 코카콜라의 이러한 펩시를 따라 하는 시도는 소비자의 엄청난 항의를 받게 됩니다. 결국 코카콜라는 원래 제품을 재도입하여 브랜드 가치를 대중에게 깊이 인식시키는 전환점을 맞이하게 됩니다. 이후 코카콜라는 콜라 시장에서 계속 펩시에 우위를 지키고 있습니다. 펩시는 2000년대 초 건강 음료로 주력 품목을 바꾸면서 콜라 시장에서는 코카콜라에 뒤지지만 전체 음료 시장에서는 코카콜라를 앞서고 있습니다.

A 제품과 B 제품 중 어떤 것이 실제로 좋을까요? 과연 A라는 약과 B라는 약 중 어떤 것이 좋을까요? 아니, A나 B가 정말로 선전만큼 효과가 있을까요? 요즘은 수많은 신약이 쏟아져 나옵니다. 물론 신약이 기존 약보다 효과가 뛰어나다고 생각하기 쉽지만, 일반 대중이나 의사들조차도 어느 쪽이 더 좋은지, 어느 정도 효과가 있는지 알기 쉽지 않습니다. 그래서 눈가림 검사를 생각하게 됩니다. 눈을 가려 편견을 없애고, 실제로 어느 약이 더 효과가 있는지, 다른 약에 비해 더 나은지 확인하는 것입니다. 실제로 이러한 과정은 신약 개발 시 반드시 하여야 합니다. 하지만 약을 개발할 때 눈가림 검사는 검사 대상자(콜라를 마시는 사람)의 눈만 가려서 검

사를 하는 것으로 충분하지 않습니다. 판정하는 사람도 어느 쪽이 신약인지 몰라야 하고, 마지막으로 통계분석을 하는 사람도 모르게 하여 3중으로 눈가림을 시행합니다. 물론 눈가림이 중요하지만, 피험자를 무작위로 양쪽 시험군에 배정하는 것 또한 매우 중요합니다. 약을 시간 맞춰 잘 복용할 것 같은 사람을 인위적으로 신약군에 배정하면 어떻게 될까요? 땀을 뻘뻘 흘리는 사람에게 특정 콜라를 마시게 하는 것과 비슷하겠지요? 이런 일이 벌어지지 않도록 대상자를 무작위로 선정해야 합니다. 이렇게 시험군을 잘 구성한 후 약을 투여하고 효과를 임상적으로 정의할 수 있는 기간이 지난 후 판정합니다. 하지만 사람은 동물과 달라 연구를 끝까지 못하는 경우도 있습니다. 그냥 병원에 가기 싫어서 나타나지 않을 수도 있고, 먹다 보니 이상하다 싶어 반대쪽 약이나 다른 치료로 바꾸는 경우도 있습니다. 약의 용량도 지키지 못할 수도 있습니다. 펩시와 코카콜라를 한 달간 마실 때 만족도를 측정하기 위해 두 개의 용기를 똑같이 해서 보냈는데, 피험자 중 일부가 코카콜라를 중단하거나 펩시로 바꾼다면 어떻게 해야 할까요? 연구의 기본 규칙을 어겼기 때문에 연구에서 빼야 할까요? 이들을 펩시콜라군으로 처리한다면 당연히 펩시의 만족도가 더 높아질 것입니다. 아예 뺀다면 코카콜라의 만족도가 높아질 것입니다. 결국 연구에서 빼도 넣어도 문제가 됩니다. 이런 일이 생기지 않으면 가장 좋지만,

생긴다면 어떻게 해야 할까요? 인상 시험에서는 소소한 이유로 다른 약으로 바꾸어도(콜라를 바꾸어도) 연구가 끝나면 처음 배정한 군으로 결과를 판정합니다. 즉 눈가림 검사와 무작위 배정에서 중요한 것은 연구가 끝날 때까지 그 시험군에 남아 있느냐가 아니고, 끝날 때까지 처음 결정한 시험군으로 판정을 받는 것입니다. 얼핏 이상해 보이지만 그 밑바탕에는 철학이 깔려 있습니다. 세상은 변덕스러운 것이고 모든 변덕스러운 것 자체가 현실이라는 것입니다. 어떤 약의 효과는 복용자가 중간에 처음 약이 아닌 다른 약으로 바꾸어도 그 약에 의한 것이란 뜻입니다. 불완전하고 변덕스러운 현실 자체를 인정하는 것이 실제 세상을 반영하는 것이지요.

또 하나, 왜 눈가림 테스트에서 펩시가 코카콜라보다 선호도가 높았을까요? 여러 가지 설명이 가능하지만 관전 포인트는 이것이 'sip test', 즉 한입 테스트란 겁니다. 콜라를 일상에서처럼 텔레비전을 보면서 천천히 다 마시는 것이 아니고, 한 모금만 마신 후 결정을 하는 것이지요. 한입 테스트에서는 단맛이 매우 중요합니다. 사람들은 보통 처음의 단맛은 좋아하지만 계속 단맛이 나면 좋아하지 않습니다. 음식도 조미료가 많이 들어가면 첫맛은 좋지만 다 먹고 나서는 좋지 않은 경우가 많습니다. 현실에서는 단 콜라도 잘 구매하지 않고, 조미료를 많이 쓰는 음식점도 안 찾아가지요. 약도 처음 반응이 좋다고 꼭 그 약을 쓰지는 않습니다. 첫 반응이 좋은 것은 대부분 부작용이 적은 것이지요. 뒤집어 이야기하면 효과가 별로인 경우도 많습니다. 뇌 영양제 중 많은 것이 여기 해당됩니다. 그래서 충분한 기간 추적 관찰을 한 후 결과를 내놓습니다.

　지금은 상상하기 어렵겠지만 제가 대학에 다녔을 때는 단체 미팅에서 파트너를 정할 때 남자들이 소지품을 내놓았습니다. 여자들이 긴장한 표정으로 소지품을 골라잡으면 그에 따라 공평하게 파트너가 정해졌지요. 하지만 진정 공평했을까요? 소지품은 눈가림이지만 주선자는 눈가림이 아닌 경우가 많고, 때로는 몇 명이 담합을 하기도 했습니다. 이제야 왜 그 시절 단체 미팅에 가면 항상 운이 없었는지 알겠습니다. 3중 눈가림이 안 되어 있었기 때문이었지요. 즉 잘생긴 저도 왜곡된 제도의 희생양이었던 것입니다. 물론 '믿거나 말거나'지만 말입니다.

Chapter 4
히틀러의 선물 (신경전달물질 이야기)

우리 뇌는 신경세포로 구성되어 있습니다. 얼핏 보기에 이 세포들이 마치 전선처럼 멋대로 꼬여 있는 것처럼 보입니다. 하지만 어떤 자극이 오면 신경세포는 전기적으로 자극을 형성하여 다른 부위로 그 자극을 전달합니다. 마지막으로 전달받은 부위에서는 어떤 변화가 일어납니다. 뇌뿐 아니라 신경과 연결된 다양한

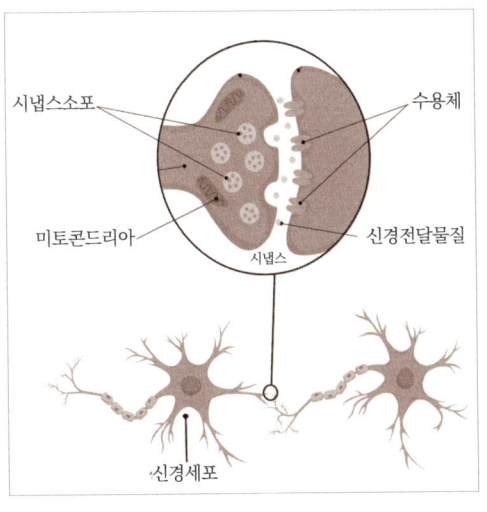

기관, 예를 들면 근육, 심장, 분비샘 등 수많은 신체 조직에서 일어나는 일입니다. 20세기 초, 외부 혹은 내부 변화에 따른 신경자극이 어떻게 다른 신경이나 기관에 영향을 미치는지에 대해 매우 뜨거운 논쟁이 있었습니다. 유명한 스프와 스파크(soup and spark) 전쟁입니다. 자극이 신경세포에서 전기적으로 변하여 다른 곳으로 전파될 때 중간에 화학적 물질에 의해 매개되는지 아니면 전기적 자극으로만 전달되는지 하는 논쟁입니다.

오토 뢰비(Otto Loewi)는 1873년 독일 프랑크푸르트에서 와인 양조장을 하는 유대인 가정에서 태어납니다. 어릴 적부터 예술사에 관심이 있었으나 아버지의 설득에 못 이겨 의과대학을 가게 됩니다. 그러나 항상 옆 길을 쳐다보는 뢰비에게 의과대학은 순탄치 않았습니다. 졸업 후에는 폐결핵과 폐렴으로 인해 죽어가는 수많은 환자를 보며 임상 의사의 길을 포기하고 생리학을 전공합니다. 그는 생리학 실험을 하면서 신경에서 다른 조직으로 정보가 전달되는 과정에 화학물질이 매개한다고 생각하였습니다. 그러나 이를 실험적으로 어떻게 증명해야 할지는 막막했습니다. 1920년 부활절 전날, 뢰비는 자다가 꿈을 꾸었습니다. 꿈이 너무 생생하여서 일어나 노트에 적어 놓고 다시 잘 정도였습니다. 하지만 아침에 일어나 노트를 보니 무엇을 적었는지 본인조차도 알 수가 없었지요.

너무나 중요한 발견을 놓쳤다고 생각한 나머지 안절부절못했지만 다행히 다음날도 같은 꿈을 꿉니다. 새벽 3시에 일어난 그는 꿈의 내용을 정확히 적고 바로 실험실로 달려갑니다. 뢰비는 신경이 붙어 있는 개구리 심장을 생리식염수에 넣고 자극합니다. 이 자극으로 심장 박동이 느려지자, 심장 주변의 생리식염수를 신경이 제거된 다른 심장이 들어있는 그릇에 넣습니다. 그러자 신경이 없는 심장도 느려졌습니다! 자극을 받은 신경에서 나온 어떤 물질이 심장을 담은 식염수에 흘러 들어갔고, 그 식염수에 노출된 다른 심장이 신경의 자극 없이도 영향을 받는 것을 입증한 것입니다. 신경말단에서 무엇인가 화학물질이 나온다는 뜻이지요. 이로써 스프와 스파크 논쟁은 막을 내립니다. 새벽 5시였습니다. 노벨 생리학상 수상이 결정된 시간이기도 했지요.

신경에서 다른 신경으로 정보가 전달될 때는 신경끼리 직접적으로 연결되지 않습니다. 시냅스(synapse)라는 아주 좁은 간극이 있고 (그림), 그 간극에서 어떤 화학물질이 분비되어 다음 신경세포에 정보를 전달합니다. 바로 신경전달물질(neurotransmitter)입니다. 아세틸콜린, 도파민, 세로토닌, 글루타메이트 등 다양한 물질이 다양한 신경세포에 작용합니다. 컴퓨터는 전기적 연결만으로도 충분히(그리고 빨리) 작동되는데, 왜 우리 뇌는 복잡하게 전기 연결 방식과 화학물질을 함께 사용할까요? 이런 복잡하고 취약한 구조를 택한 뇌는 컴퓨터보다 느리지만 대신 어마어마한 다양성을 확보합니다. 신경전달물질이 다양할 뿐 아니라, 이를 받아들이는 수용체도 다양하여 정보의 증폭, 저하, 분할은 물론 재창조도 가능합니다. 또한 수용체는 같은 신경전달물질에 대해서도 다양한 변형이 존재합니다. 이에 대한 약물을 개발하면 신경계의 역할 중 특정 효과만 일으킬 수도 있습니다. 반대로 구조적인 취약성 때문에 불안정성, 즉 병을 초래하기도 하지요. 신경전달물질의 이상과 연관되어 알츠하이머 치매(아세틸콜린), 우울증(세로토닌), 파킨슨병(도파민), 정신분열병(도파민) 등 다양한 질환이 생길 수 있습니다. 뢰이가 심장에서 발견한 신경전달물질은 아세틸콜린이었습니다. 이러한 혁신적인 발견으로 뇌에 영향을 주는 신경전달물질을 조절함으로써 다양한 약물을 개발할 수 있게 되었지요. 뢰이의 혁신적인 발견도 곧바로 받아들여진 것은 아니었습니다. 스프와 스파크 논쟁은 상당 기간 지속되었습니다. 하지만 1936년 그가 노벨상을 받으며 이 논쟁은 역사적으로 종결됩니다. 뢰이는 부자가 되었을까요? 안타깝게 1938년 히틀러가 정권을 잡자 유대인이던 뢰이는 구금되었습니다. 전 세계 과학자들이 구명운동을 펼쳤습니다. 히틀러는 뢰이가 노벨상 상금을 포함한 모든 재산을 포기한다는 조건으로 영국으로 갈 것을 허용합니다. 돌이켜 보면 히틀러는 영국이나 미국에 많은 선물을 주었습니다. 집권 첫해민 해도 2,600명의 과학자들이 재산을 빼앗기고 독일을 떠났는데, 그 중 20명이 노벨상을 받았습니다. 히틀러 집권 전 노벨상 수상자 100명 중 33명이 독일 출신이었습니다. 반면 영국은 18명, 미국은 6명에 불과했지요. 한번 바뀐 과학계의 헤게모니는 아직까지도 변하지 않았습니다. 인재를 키우고 양성하는 것은 어렵지만, 한번 무너지면 영향이 매우 길게 간다는 것을 알 수 있습니다.

여담이지만 뢰이의 발견이 바로 받아들여지지 않은 이유는 꿈에서 영감을 얻었다는 다소 황당한 사연도 영향을 끼쳤습니다. 뢰이는 예술가를 꿈꾸며 삶이나 연구가 드라마 같기를 소망했는지도 모릅니다. 하지만 더 큰 문제는 실험의 재현성이었습니다. 과학에서는 누가 하든 같은 실험을 하면 같은 결과가 나와야 하는데 뢰이의 실험은 재현되기도 하고, 재현되지 않기도 했습니다. 결국 뢰이는 1926년 국제생리학회가 열린 스톡홀름에서 공개 실험을 하여 결과를 성공적으로 재현합니다. 이 실험의 키(key)가 무엇이었을까요? 그것은 그냥 개구리의 심장이 아니라 겨울 개구리의 심장을 이용하는 것이었습니다. 개구리가 동면에 들어가면 체내에서 아세틸콜린을 분해하는 효소가 감소합니다. 따라서 신경에서 분비되는 아세틸콜린이 파괴되지 않고 식염수에 높은 농도로 남아 있다가 심장에도 영향을 미칠 수 있는 것입니다. 또한 이 실험을 통해 현재 가장 중요한 치매 치료제의 목표 물질인 아세틸콜린 분해효소의 존재도 알게 되었습니다.

제가 아는 어떤 친구는 젊어서 연애를 할 때 빠른 시간 안에 키스를 한다고 합니다. 이유를 물었더니 빙긋 웃으며 말했습니다. "여러 번 만나도 그 여자를 알기 어려운데 이상하게 키스를 하면 원래 밝은 성격인지, 밝은 것처럼 꾸미는지 알 수 있어. 원래 밝은 여자와 키스하면 이상하게 기분이 좋아지더라고…" 옆에 있던 다른 친구가 웃으며 말을 받았습니다. "잠자리를 같이 하면 그 여자뿐 아니라 그 여자의 어머니 성격까지도 알 수 있어." 그때는 그 말이 무슨 뜻인지 몰랐습니다. 신경전달물질이 액체 속에 녹아 있을 수 있다는 것을 안 지금은 그때 친구들 말에 좀 더 귀를 기울일 것을 그랬네 하는 생각도 듭니다. 물론 이 이야기는 제 이야기가 아니고 친구 이야기입니다. 그것도 아주 오래된 이야기지요. 오해하지 마시기 바랍니다.

Chapter 5

하울의 움직이는 성(열쇠와 자물쇠)

2004년 11월 20일 미야자키 하야오 감독은 영국 동화작가 다이에나 윈 존스 원작의 장편 만화영화 "하울의 움직이는 성"을 발표합니다. 이 영화는 많은 볼거리와 스토리의 비약 등으로 화제를 모았지만 저는 움직이는 성안에 있는 문이 가장 기억에 남습니다. 성안의 출입문은 회전 스위치에 따라 출구가 바뀝니다 처음에는

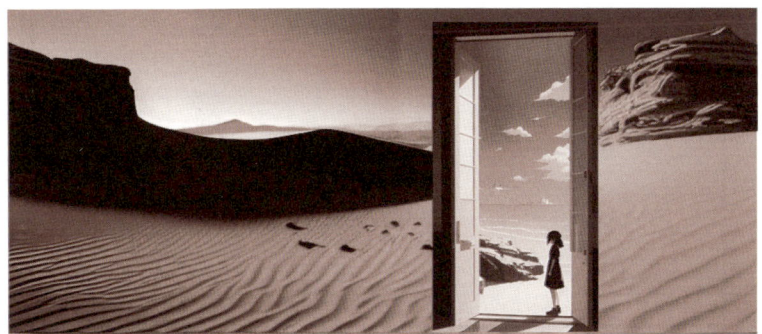

녹색(황무지), 파란색(항구도시), 빨간색(킹스베리), 검은색(전쟁터)으로 되어 있는데, 나중에는 파란색과 빨간색이 각각 노란색과 분홍색으로 바뀌면서 노란색은 소피의 고향, 분홍색은 소피가 어렸을 적 할아버지와 같이 살던 비밀의 정원으로 통합니다.

비슷한 장면이 2016년 방영된 한국 드라마 "도깨비"에도 나옵니다. 김신 역의 공유와 지은탁 역의 김고은이 빨간 문을 통해 캐나다 퀘벡으로 나가는 장면입니다. 문이라는 것은 공간과 공간을 단절시키는 역할을 합니다. 하지만 때로는 이 단절이 오히려 궁금함과 새로움을 부릅니다. 과연 이 문은 열릴까, 이 문을 열면 어디로 갈까 하는 궁금증이 생기지요. 때로 사람들은 문이 쉽게 열리지 않도록 장치를 합니다. 대표적인 것이 자물쇠이며, 이를 여는 것은 열

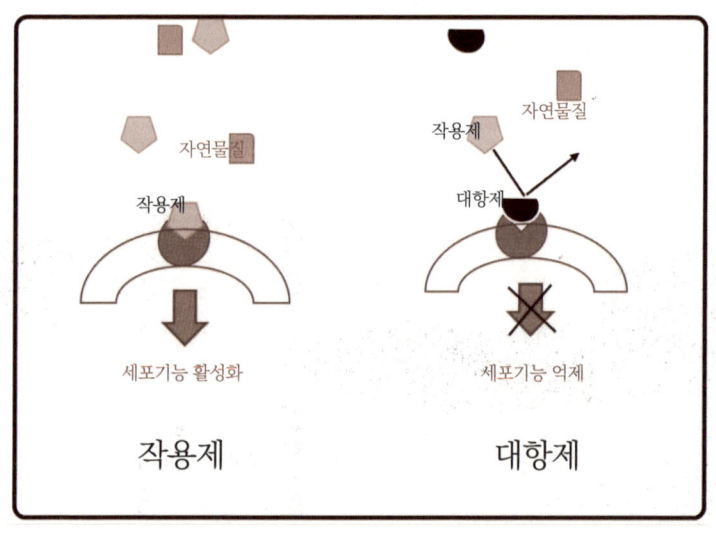

쇠입니다. 자물쇠는 단절, 상대를 쉽게 바꾸지 못하게 하려는 장치이지만 우리는 호기심에 열쇠 구멍 안을 들여다보고, 과감하게 열쇠를 찾아서 열기도 하고, 심지어 열쇠를 몰래 복제하기도 합니다. 과연 이 문을 통해서 어떤 새로운 세상을 만날까 하는 생각에 동반된 위험도 감수합니다. 때로는 열지 말아야 할 문을 열기도 하는 것이지요. 두 사람이 운명처럼 만나 평생 다른 사람과 사귀어 보지도 않고 행복하게 살아가는 경우도 있지만, 남녀 모두 다양한 사람을 만나 본 사람이 더 원만한 결혼 생활을 하는 경우가 많은 것 같습니다. 이것 역시 자물쇠와 열쇠라고 생각합니다. 치열하게 많은 사람과 만나면서 다양한 문을 열게 되면 더 많은 세상을 알게 되고, 한계를 인정하거나 받아들이기도 하지요. 정신적으로나 육체적으로나 마찬가지일 것입니다.

약이란 무엇일까요? 어떻게 작용할까요? 약이 그냥 몸에 들어가 적당히 작용하는 것이 아닙니다. 세포 밖에는 여러 가지 수용체가 있는데 여기에 약이 결합하면 어떤 작용이 일어납니다. 자물쇠가 달린 문과 열쇠에 비유하면 쉽습니다. 즉, 자물쇠는 세포에 있는 수용체이며, 신경전달물질이나 약은 열쇠입니다. 이런 수용체 이론이 알려진 것은 불과 100년 정도 밖에 되지 않습니다. 1900년대 초 독일의 미생물학자 에를리히(Paul Ehrlich)는 약물이 여러 수용체에 결합하여 다양한 작용을 나타낸다고 생각했습니다. 그 열쇠는 여러 종류입니다. 진짜 열쇠는 아니지만 자물쇠에 맞는 열쇠를 인위적으로 만들어 내기도 합니다. 또, 문을 완전히 여는 열쇠도 있고(작용제, agonist), 일정 부분만 여는 열쇠(부분작용제, partial agonist)도 있으며, 반대로 열쇠 구멍에 꽂혀 다른 열쇠가 들어가지 못하게 막는 열쇠(대항제, antagonist)도 있습니다. 잘 열리는 문이 진짜 열쇠를 가져와도 잘 열리지 않게 하는 거지요. 약물 개발은 이러한 열쇠 찾기 경쟁입니다. 과거 플레밍은 우연히 열쇠를 주워 페니실린을 만들었습니다. 이후 과학자나 제약업계는 자연계에서 다양한 열쇠를 찾으려고 노력했고, 뭔가를 찾으면 이 문 저 문 열어 보는 것이 일반적인 신약 개발 과정이었습니다. 하지만 최근에는 컴퓨터를 사용하여 다양한 문의 자물쇠를 분석하여 열쇠를 디자인하고 만들기도 합니다. 때로는 만든 열쇠가 문에 잘 맞지 않았는데, 그 문이 아닌 전혀 다른 문이 열린다는 사실이 밝혀 지기도 합니다. 예를 들어 비아그라는 원래는 심장약으로 개발되었는데, 심장에는 효과가 없고 부작용으로 발기가 된다는 사실을 알게 되어 성기능 장애 치료제로 변경 허가된 약입니다. 우리는 끊임없이 수많은 열쇠를 만들고 몸속에 있는 수많은 문을 열려고 하지요. 하지만 때로는 문을 열었을 때 뜻하지 않은 사건이 일어날 수도 있습니다.

알츠하이머 치매의 치료제인 콜린 분해효소 억제제는 콜린 분해효소를 억제하여 콜린의 양을 늘리고, 그 콜린이라는 열쇠가 얼마 남지 않은 문을 더 열 수 있게 한 것입니다. 결과는 환자의 상태에 따라 다르지만 극적으로 좋아지는 경우도 있습니다. 갑자기 대화를 할 수 있다면 그 시간이 환자와 가족에게 더없이 소중할 수 있습니다. 방들이 점차 사라져 열 수 있는 문이 줄고 결국 무의미해지는 순간이 오더라도 말입니다.

여러분은 자신이나 다른 사람에게 어떤 열쇠를 준비하고 있습니까? 어릴 적에 본 영화 〈마음의 행로〉가 떠오릅니다. 기억상실증을 주제로 한 제임스 힐턴의 원작소설을 각색하여 1942년 마빈 르로이가 감독하고 로널드 콜먼과 그리아 거슨이 주연을 맡은 고전 멜로영화입니다. 1차 세계대전 때 부상으로 기억을 상실한 병사 스미스(콜먼 역)가 폴라(거슨 역)를 만나고 행복한 결혼생활을 합니다. 스미스는 자동차 사고로 과거의 기억이 살아나지만, 반대로 폴라와 너무 행복했던 최근 3년간의 기억을 상실합니다. 이후 사업에 크게 성공했지만 마음속에는 커다란 무엇인가 비어 있음을 느낍니다. 어느 날 예전에 입었던 옷 속에서 열쇠 하나가 나옵니다. 회사 일로 우연히 폴라와 살던 집 앞을 지나던 순간 멈칫하던 그는 망설이면서 호주머니에서 열쇠를 꺼내 조심스럽게 문의 자물쇠에 넣고 돌립니다. 딸각, 문이 열립니다. 그 순간 거기에는 사랑했던 사람이 환하게 웃으며 있습니다. 잊혔던 아름다웠던 3년이 그 앞에 펼쳐집니다. 저는 이 영화처럼 치매 환자에게도 아름답고 행복했던 시절을 떠올려 주는 열쇠, 즉 약이 개발될 수 있다는 희망을 가집니다.

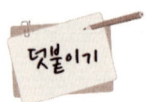

〈마음의 행로〉의 원제는 〈Random Harvest〉입니다. 1985년 〈뉴욕타임스〉는 이 제목이 1차대전 당시 독일 신문에 실린 '폭탄이 무작위로 떨어진다(bombs fell at random)'라는 기사에서 착안했다고 보도합니다. 폭탄 하나가 한 사람의 기억을 지워 버린 것이지요. 우연적인(random) 사고가 연속되어 어떤 결실(harvest)을 이루는 것이 제목의 뜻이 아닐까 합니다. 하지만 미국인들조차 이 제목이 외국에서 어떻게 번역되는지 궁금했던가 봅니다. 스페인에서는 〈과거의 안개(Niebla en el pasado)〉, 프랑스에서는 〈과거의 죄수(Prisonnier(s) du passé)〉, 멕시코에서는 〈과거의 밤(En la noche del pasado)〉입니다. 어떻습니까? 다른 어떤 제목보다 〈마음의 행로〉가 더 시적이고 멋있지 않은가요?

Chapter 6

눈처럼 하얀, 미투(White as snow, Me too)

　세계적인 세균학자 에를리히(Paul Ehrlich)의 제자인 골드만(Edwin Goldman)은 깊은 고민에 빠져 있습니다. 그는 에를리히가 개발한 세포 염색약인 트립토판 블루를 이용하여 동물 실험을 하고 있습니다. 이 약을 동물의 혈관에 주사하면 전체 생체조직이 서서히 파랗게 염색됩니다. 그런데 놀랍게도 뇌와 척수는 전혀 염색되지 않습니다. 눈처럼 하얗게 빛날 뿐입니다. 이것은 스승인 에를리히도 해결하지 못한 문제였습니다. 그는 뇌나 척수 같은 조직은 예외적으로 염색되지 않을 거라고만 생각했습니다. 하지만 골드만은 뭔가 다른 이유가 있다고 생각합니다. 그는 몇 차례 실험 후에 토끼의 뇌척수액에 직접 염색약을 주입합니다. 다른 일을 하고 돌아온 그는 토끼를 보고 깜짝 놀랐습니다. 눈처럼 하얗던 뇌와 척수가 다른 조직과 마찬가지로 파랗게 변해 있었습니다. 혈액뇌관문(blood brain barrier)을 발견하는 순간이었습니다(그림 참조).

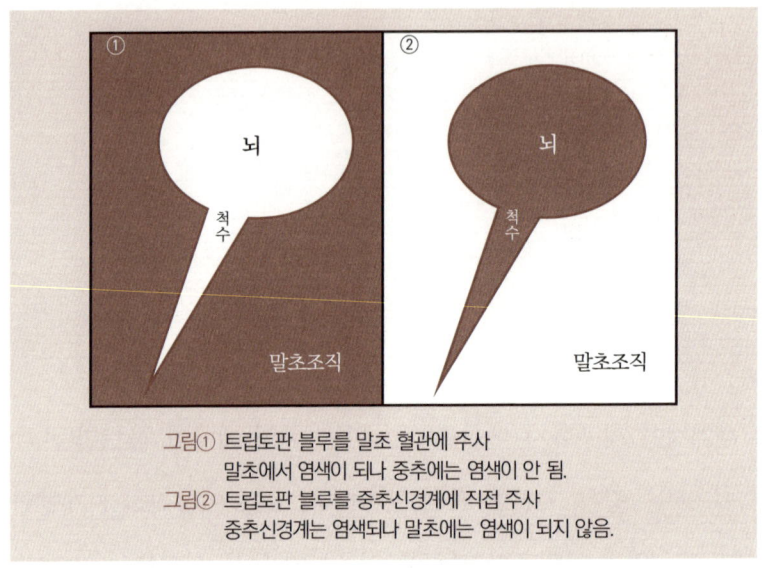

그림① 트립토판 블루를 말초 혈관에 주사
　　　말초에서 염색이 되나 중추에는 염색이 안 됨.
그림② 트립토판 블루를 중추신경계에 직접 주사
　　　중추신경계는 염색되나 말초에는 염색이 되지 않음.

1901년과 1903년 사이, 아프리카 빅토리아 호수 북부 지역에서 치명적인 수면병이 창궐합니다. 주민의 80%가 병에 걸립니다. 이 병은 체체파리에 물려서 생기는데, 처음에는 단순히 오한, 구토 등으로 나타나지만 결국 중추신경계를 침범하여 성격 변화, 이상행동, 수면 변화, 의식혼탁, 혼수 등이 나타나고 많은 사람이 결국 사망에 이릅니다. 당시 식민 지배국인 유럽에서는 환자의 혈액에서 트리파노소마라는 원충을 발견하여 원인을 밝히지만 여전히 치료법을 찾지 못했습니다. 세균이나 기생충 질환을 치료한다는 개념이 없던 때였습니다. 이때 세계적인 세균학자 에를리히가 등장합니다. 에를리히는 단세포 생물인 원충이나 세균은 세포 구조가 사람과 다르며, 이를 이용하면 사람에게 거의 해를 주지 않고 기생충만 죽이는 화학요법(chemotherapy)이 가능할 것이라고 생각합니다. 그리고 연구 끝에, 살아 있는 세포와 죽은 세포를 구분하는 데 쓰이는 트립토판 계열의 염색약이 원충을 죽인다는 것을 알게 되었습니다. 그는 직접 트립토판 레드(trypan red)를 개발하여 실험에 나섭니다. 인위적으로 수면병에 전염시킨 쥐는 치료를 안 하면 5일 이내에 사망하지만, 3일 이내에 이 약을 투여하면 치료가 되었습니다. 그러면 해피엔딩으로 끝났을까요? 그렇지 않습니다. 몇 개월 뒤 치료를 받았던 쥐 들에서 이 병이 재발했습니다. 일단 재발하면 다시 치료해도 효과가 없었습니다. 이에 실망한 에를리히는 1905년 실험을 중단하고 평생의 숙원인 매독 치료제 개발로 관심을 돌리게 됩니다(결국 그는 1909년 살바르산이라는 매독 치료제 개발에 성공합니다).

왜 혈액 속에서 완전히 사라졌던 원충이 다시 나타났을까요? 골드만의 실험은 해답의 실마리를 보여 줍니다. 뇌를 포함한 중추신경계에도 혈관이 들어가 영양을 공급합니다. 하지만 이곳은 다른 조직과 달리 혈액에 있는 모든 성분이 혈관벽을 자유롭게 통과하지 못하도록 아주 단단한 잠금장치가 되어 있습니다. 뇌에 필요한 물질만 아주 까다롭게, 선택적으로 받아들이는 겁니다. 이런 잠금

장치를 혈액뇌관문이라고 합니다. 뇌는 트립토판이라는 약을 필요 없거나 위험한 물질로 보기 때문에 혈액에서 뇌 내로 들어오지 못하게 막습니다. 그런데 놀랍게도 트리파노소마 원충은 혈액뇌관문을 통과합니다. 어떻게 원충이 단단한 장벽을 넘어가는지에 대해서는 많은 연구가 있지만 여기에서는 그 이유를 생략하겠습니다. 어쨌든 원충은 트립토판의 공격이 시작되면 일단 뇌 속으로 피해 숨죽이고 있다가 서서히 힘을 회복하여 다시 몸으로 나오는데 이때는 내성이 생겨 약이 효과를 나타내지 않습니다. 이 숨바꼭질 능력이 놀라운 생명력과 내성의 원천인 셈입니다.

2015년 12월 15일, 수많은 경찰이 포진한 조계사 주변에는 긴장감이 감돌았습니다. 2015년 11월 14일 민중 총궐기 대회 후 수배 중이던 한상균 민주노총위원장이 조계사에 신변 보호를 요청하여 머물고 있었습니다. 경찰은 고민에 빠졌습니다. 영장을 갖고 들어가 검거해야 하지만 사찰에 함부로 진입하는 것은 쉽지 않았습니다. 결국, 긴 대치 끝에 12월 15일 한 위원장이 조계사에서 자진 퇴거하여 검거할 수 있었습니다. 고대 그리스에는 신전(asylum)이 있었습니다. 중요한 신전은 도시 가운데 있으면서도 신성한 장소로서 일정 부분 자신의 규칙을 가지고 독립성을 인정받았습니다. 모든 사람이 이 곳을 성역으로 인정을 한 것입니다. 비슷한 장소가 우리

나라에도 있었습니다. 《후한시》나 《산국시》에 따르면 마한$^{(馬韓)}$, 변한$^{(弁韓)}$, 진한$^{(辰韓)}$ 등 삼한에서는 매년 한두 차례 각 읍별로 제주$^{(祭主)}$인 천군$^{(天君)}$을 선발하고 특별한 장소를 설치하여 질병과 재앙이 없기를 하늘에 빌었습니다. 이렇게 제사 지내는 장소를 소도라 했는데, 이곳은 신성한 지역으로 국법의 힘이 제한되었습니다. 그리스의 신전이나 소도에는 정치적으로 박해를 받는 사람이 몸을 피하기도 했는데 일단 들어오면 돌려보내거나 잡을 수 없었다고 합니다. 때로는 진짜 죄를 지은 사람이 와도 어떻게 할 수 없어 사회문제가 되기도 했지요.

인간의 몸에는 특별히 중요한 장기들이 있습니다. 이러한 장기들은 매우 특별한 보호를 받습니다. 예를 들어, 심장은 몸속 깊숙이 위치하며 많은 갈비뼈가 보호하고 있지요. 여담이지만 하나님은 그 중요한 갈비뼈를 뽑아 여자를 만듭니다. 그래서 남녀가 사랑하면 뽑아 버린 상처가 상기되기 때문에 가슴이 아픈 것이지요. 뇌는 더 철저하게 보호됩니다. 듬성듬성한 갈비뼈 정도가 아니라 두개골로 완벽하게 감싸여 있지요. 혈관으로 들어오는 물질도 다른 조직과 달리 아주 엄격하게 통제합니다. 하지만 일단 이런 통제를 뚫고 들어가 버리면 뒤쫓기 어렵습니다. 면역세포나 약물도 뇌 속으로 들어가기 어렵기 때문입니다. 그런데 세균이 뇌로 들어가면 아주 골치

아픈 일이 벌어집니다. 따라서 뇌에 작용하는 약물은 실험실에서 효과가 있더라도 혈관뇌관문을 통과하지 않으면 효과가 없습니다. 치매 치료제 후보 물질은 기본적으로 이 관문을 통과할 수 있어야 합니다. 요즘은 혈관뇌관문을 더 잘 이해하게 되면서 이 관문을 넘어서는 약물이 많아지고 있습니다. 또한 알츠하이머병이 뇌 자체의 퇴행성 변화가 아니라 나이에 따른 혈관뇌관문의 기능저하로 인해 혈관 속 독성물질이 뇌로 침입하여 생긴다는 새로운 주장도 나옵니다. 알츠하이머병이 퇴행성 질환이 아니라 대사성 질환이라는 주장이지요. 잘 연구하면 뇌를 더 잘 이해하고 치료할 수 있는 중요한 분야입니다. 그러나 개인적으로 혈관뇌장벽을 보면 뇌가 얼마나 특수하고 중요한 조직인지 다시 한번 생각하게 됩니다.

그리고 보니, 혈관뇌장벽과 마찬가지로 혈관과 장기 사이를 매우 튼튼하게 막아 주는 장기가 하나 더 있습니다. 어디일까요? 바로 고환입니다. 생식세포가 있는 곳이죠. 고환에는 혈관고환장벽(blood-testis barrier)이 있어 뇌만큼 중요하게 관리됩니다. 혈관뇌장벽을 이야기할 때면 아래에서 아우성 소리가 들려오는 것 같습니다. Me too, 나도 중요해!… 특히 공인이라면 더 중요하겠지요.

Chapter 7

VX, 알츠하이머병 치료제?

장면 1

미국 국무부는 북한이 지난해 2월 말레이시아에서 김정은 노동당 위원장의 이복형 김정남을 맹독성 신경작용제 VX를 사용해 암살한 것으로 결론 내리고 이에 대응해 제재를 부과했다고 2018년 3월 6일(현지 시각) 밝혔다. 김정남은 지난해 2월 13일 말레이시아 수도 쿠알라룸푸르 국제공항에서 독살됐다. 헤더 나워트 국무부 대변인은 성명을 통해 "미국 정부는 북한이 VX를 사용해 김정남을 암살했다고 지난달 22일 결론 내렸으며 북한의 불법 행위에 대한 미국의 포괄적 제재에 새 제재가 추가됐다."고 밝혔다. 그는 5일 연방관보에 정부 결정을 공표하면서 추가 제재가 발효됐다고 밝혔다.

_2018년 3월 7일 조선일보

장면 2

일본에서 1995년 지하철 사린가스 테러사건으로 살인 등의 혐의로 체포됐던 옴진리교의 마지막 피고에게 무기징역 판결이 19일 확정됐다고 교도통신이 전했다. …… 옴진리교는 교주 아사하라 쇼코가 1980년대에 만든 신흥 종교였다. 1995년 3월 20일 도쿄 지하철 3개 노선 5개 차량의 출근길 승객에게 맹독성 사린 가스를 뿌려 13명을 숨지게 하고 6천 200명 이상을 다치게 했다.

_2018년 1월 19일 연합뉴스

두 가지 뉴스는 무슨 공통점이 있을까요? 둘 다 신경가스를 사용했습니다. 매우 치명적인 물질입니다. 특히 김정남 암살 사건을 보면 무슨 일이 일어나는지도 모를 정도로 아주 짧은 접촉만으로 사망했습니다. 치매를 전문으로 진료하는 저의 입장에서 놀라운 것은 제가 일상적으로 환자에게 처방하는 알츠하이머 치매 치료제도 같은 계통의 물질이라는 것입니다. 알츠하이머 치매 치료제가 치명적인 신경가스와 같은 계통에 속한다는 것이 상상이 되시나요? 우리 몸의 가장 많은 신경전달물질이 아세틸콜린입니다. 이것은 신경에서 근육, 신경에서 신경으로 정보를 전달하는 물질입니다. 아세틸콜린 분해효소는 신경의 시냅스에서 분비되어 신호를 전달한 후 남아 있는 아세틸콜린을 제거합니다. 알츠하이머병 약물과 신경가스는 모두 아세틸콜린 분해효소를 억제시킵니다. 그러면 뇌 내의 신경접합부(알츠하이머병 약물)나 말초의 신경근 접합부(신경가스)에 아세틸콜린이 증가합니다. 말초 호흡근에 신경가스가 작용하면 근육을 마비시키고 심하면 호흡마비가 와서 사망에 이릅니다.

약이 개발되려면 무엇이 필요할까요? 시간과 돈입니다. 아세틸콜린 분해효소 억제제 역시 그랬습니다. 1936년 독일 파르벤 공업회사(I.G. Farben Industrie)의 슈라더(Gerhard Schrader)는 아주 효과적인 살충제 타분(tabun)을 개발합니다. 그런데 이 물질이 사람도 살상할 수 있다는 것을 알게 되자, 독일 정부는 살상 무기로 바꿔버립니다. 이후 사린(sarin), 소만(soman), 시클로사린(cyclosarin) 등과 같은 유사한 물질이 개발되었습니다. 1952년 영국은 더욱 강력한 VX를 개발하였습니다. 전쟁이 끝나면서 인구가 급속하게 팽창합니다. 이제는 더 많은 식량을 생산하기 위하여 더 많은 돈과 시간이 신경가스에서 수많은 살충제를 합성하고 상품화하는 데 들어갑니다. 말라치온, 메타미다포스, 파라치온 등이 대규모로 농업에 사용되었으며, 이들은 신경가스에 비해 상대적으로 적은 독성을 가지면서도 오랜 효과를 지니고 있었습니다. 그러나 이러한 물질들은 곤충뿐 아니라 인간과 같은 포유류에도 심각한 독성을 보여, 대부분이 퇴출되게 되었습니다. 이러한 특수한 화학물질이 약으로서는 어떤 가능성을 가질까요? 이 계통의 화학물질이 약으로 사용되는 대표적인 병이 중증 근무력증입니다. 이는 자가면역질환으로 신경과 근육의 접합부에서 아세틸콜린의 수용체가 적어지는 병입니다. 항상 몸이 무겁고, 힘들며, 심하면 호흡마비까지 일어날 수 있습니다. 아세틸콜린 분해효소 억제제를 사용하면 신경과 근육 접합부에서 아세틸콜린 양을 늘릴 수 있습니다.

그런데 인구 증가가 정점을 넘어서자 이제 노인 문제가 대두됩니다. 특히 알츠하이머 치매는 1990년대 초만 해도 전혀 치료제가 없었습니다. 하지만 알츠하이머병의 주요 병리기전 중 하나가 아세틸콜린의 감소라는 것이 알려지면서 이를 증가시키는 약이 치료제가 될 수 있을 것이라는 가설이 떠오릅니다. 그러나 이를 실현하기 위해서는 두 가지 문제를 해결해야 합니다. 첫째, 이렇게 독성이 심한 물질을 어떻게 안전하게 사용할 것인가? 둘째, 뇌에서 주로 작용하고 말초에서는 효과가 미미해야 하는데, 그러려면 혈액뇌관문을 통과하면서 말초에서는 활성화되지 않아야 한다는 점입니다.

중증 근무력증이나 항콜린제 중독에 사용되던 피리도스티그민이 우연히 치매증상에도 효과가 있다는 것이 보고되자 유사한 약리 작용을 가진 물질의 개발이 시작됩니다. 1986년 타크린이 제일 처음 알츠하이머병 치료제로 미국 식품의약국 승인을 받습니다. 그 이후 1998년 도네페질(donepezil), 1998년 리바스티그민(rivastigmine), 2000년 갈란타민(galantamine)이 알츠하이머병 치료제로서 승인되었습니다. 그리고 2002년에는 콜린 분해효소 억제제가 아닌 메만틴(memantine)이라는 새로운 약까지 알츠하이머병 치료제로 승인되었습니다. 하지만 거의 20년이 지난 지금까지도 뚜렷한 치료 효과를 가진 획기적인 약의 개발은 이루어지지 않았습니다. 또한 현재 승인된 치료제도 효과가 제한적이며, 일정 기간 동안만 효과가 있는 것으로 알려져 있습니다. 왜 그럴까요? 당뇨병과 마찬가지입니다. 근본적인 병리기전은 잘 모르고 증상만 교정한 탓입니다. 수많은 병리 현상 중 어떤 부분을 교정해도 결국 병이 진행되면 한계가 생기지요. 병 자체의 자연경과는 변하지 않고 종국으로 달려갑니다. 하지만 한정된 기간, 한정된 효과조차 임상적으로 결코 작은 것은 아닙니다. 수많은 환자들이 이 약들 덕분에 가족들과 따뜻한 대화를 더 많이 가졌고, 좀 더 오랫동안 독립적으로 생활할 수 있었으며, 우울이나 의심, 폭력도 일정 기간 동안 줄어들었습니다. 이것은 긴 항해 중 높은 파도가 치는 바다에서 좀 더 평안한 바다로 들어간 것에 비유할 수 있지요.

미국의 제40대 대통령(1981년~1989년)을 지낸 로널드 레이건은 퇴임 후 1994년 알츠하이머병에 걸린 사실을 공개합니다. "나는 이제 인생의 황혼으로 가는 긴 여행을 시작합니다. 미국의 앞날에는 항

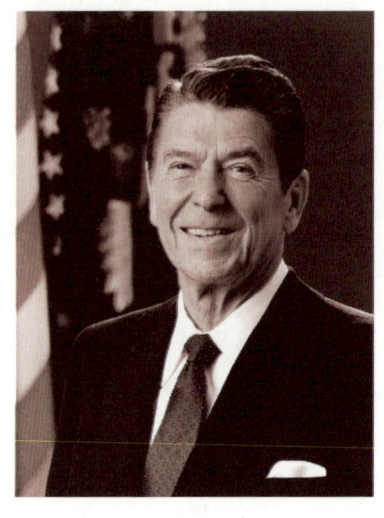
상 밝은 아침이 있을 것을 압니다."

레이건 대통령은 2004년 93세로 생을 마쳤습니다. 긴 마지막 여행 중 그가 어떤 파도를 헤치고 갔는지는 아무도 모릅니다. 당시에는 사용할 수 있는 알츠하이머병 치료제가 없었습니다. 하지만 긴 여행 속에서 그래도 좀 더 평안한 뱃길을 갈 수 있었던 것은 부인 낸시 여사를 비롯한 가족의 관심 덕분이었습니다. 마지막까지 곁을 지켰던 낸시 여사 역시 2016년 3월 7일 심부전으로 남편 곁으로 돌아갑니다.

Chapter 8
시련재판

1846년 식물학자이자 의사인 윌리엄 프리먼 다니엘(William Freeman Daniell)은 서아프리카의 한 부족을 방문했습니다. 뜨거운 햇살과 숨막히는 더위 속에서 일을 하던 다니엘은 갑자기 부족 주민들이 웅성거리며 모이는 것을 보았습니다. 주민 중 한

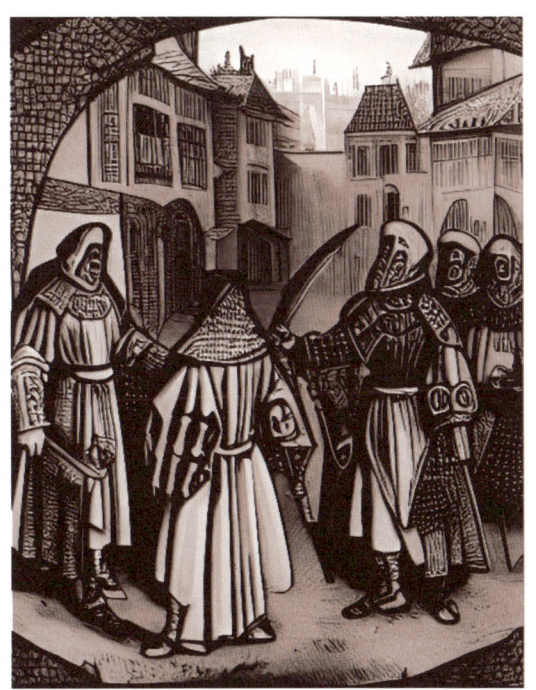

사람이 옆집 가축을 훔친 혐의로 재판을 받는 것이었습니다. 젊은 남자가 무릎을 꿇고 있습니다. 그런데 이상한 것은 고발한 사람과 고발당한 사람만 있을 뿐, 판사나 배심원이 없습니다. 대신, 마을 족장이 엄숙한 표정으로 알 수 없는 액체가 담긴 사발을 가져왔습니다. 고발당한 사람은 순간 얼굴이 하얗게 질리며 손을 떨었습니다. 부족 주민들은 차가운 눈으로 그를 쳐다봅니다. 그는 체념한 듯 단숨에 사발을 들이켭니다. 사발을 내려놓는 순간 구토와 경련이 일어납니다. 결국 그는 의식을 잃고 쓰러집니다. 입에서 침을 흘리고 가쁜 숨을 몰아쉽니다. 그러다 갑자기 꼼짝도 못 합니다. 사람들은 숨죽이며 그 광경을 지켜봅니다. 끔찍한 더위와 숨막힘에 참을 수 없을 만큼 시간이 지난 후에 쓰러졌던 피고가 손을 움직이며 크게 숨을 들이쉽니다. 그리고 간신히 일어나 앉습니다. 조용히 족장이 다가와 그의 손을 잡아 주면서 말합니다. 당신은 무죄입니다. 집으로 돌아가도 됩니다. …….

시련재판(試練裁判, trial by ordeal) 또는 **시죄법**(試罪法)은 물, 불, 독 등을 써서 피고에게 육체적 고통이나 시련을 가하고, 그 결과에 따라 죄의 유무를 판단하는 아주 오래된 재판 방법입니다. 이러한 방법은 죄의 판결을 넘어 전쟁과 같은 다양한 분규에도 영향을 미쳤습니다. 중세나 서부 개척 시대에 유행하던 결투 역시 '하나님의 심판

(judicium Dei)'이 승부를 가른다고 생각한 것이지요. 반약 결투를 거부하면 유죄가 확정됩니다. 여자를 놓고 다투다 결투를 거부하면 유죄가 되어 여자는 물론 명예까지 잃기 때문에 수많은 젊은이들이 결투를 하였고 이로 인해 죽기도 하였습니다. 재판의 결과는 신만이 안다는 뜻으로 신명재판(神明裁判)이라고도 합니다. 시련재판은 중세 이후 배심원 재판으로 대체되었습니다.

다니엘은 시련재판보다 피고가 먹었던 액체에 관심이 있었습니다. 무엇인가 신비한 성분이 있다고 생각한 것이지요. 그 액체는 서아프리카 하천에 자생하는 카르바르 콩을 갈아 만든 것이었습니다. 하지만 정확한 성분은 1864년 조브스트와 헤세(J. Jobst and O. Hesse)가 이 콩에서 피소스티그민(physiostimine)을 추출하면서 밝혀집니다. 우리 몸은 많은 신경과 근육으로 이루어져 있습니다. 신경세포에서 어떤 정보를 전달할 때 신경과 신경 사이, 그리고 신경과 근접합부 등에서 특정 물질이 방출되어야 하는데 이것을 신경전달물질이라고 합니다. 대표적인 신경전달물질이 아세틸콜린입니다. 신경에서는 주로 신경세포와 근육의 접합부나 자율신경계에, 중추신경계에서는 주로 중앙전대뇌(medial forebrain), **변연계**(limbic system) 등 인지기능과 관련된 부위에 존재합니다. 피소스티그민은 아세틸콜린의 분해를 억제하는 물질입니다.

피소스티그민은 처음에 아세틸콜린과 관련된 많은 질환에 대해 시험적으로 사용되었습니다. 그러던 중 중추신경계가 아닌 다른 질환의 치료 중에 우연히 인지기능이나 정서에 영향을 준다는 사실이 보고됩니다. 또한 알츠하이머병 초기에 심각한 콜린 신경계 이상과 연관된다는 사실도 알려졌습니다. 따라서 콜린 신경계에 필요한 물질(아세틸콜린)을 직접 주거나, 신경계 내에서 신경전달물질을 늘려주면 되는데 피소스티그민이 이에 적합한 물질로 생각되었습니다. 그러나 많은 시도에도 불구하고 아직까지 피소스티그민은 알츠하이머병 치료제로 사용되지 못하고 있습니다. 왜 그럴까요? 많은 이유가 있지만 가장 중요한 것은 혈관뇌관문(blood brain barrier)을 잘 통과하지 못하기 때문에 혈액에서 뇌로 들어갈 수 없기 때문입니다. 뇌가 이 약이 뭔가 위험하다고 생각하는 것입니다. 결과적으로 중증 근무력증 같은 다양한 말초신경계 질환에 사용될 뿐 알츠하이머병과 같은 중추신경계 질환으로 치료 영역을 넓히지 못했습니다. 하지만 콜린 신경계의 강화 효과와 이와 연관된 중추신경계의 변화는 치매의 병태생리를 이해하는 데 중요한 계기가 되었습니다. 이를 토대로, 피소스티그민의 한계를 극복하는 물질의 개발이 계속되어 왔습니다. 뇌가 그어 놓은 선을 넘기 위한 인간의 노력이 본격적으로 시작된 것입니다.

서아프리카에서 시행되었던 시련재판의 결과는 무엇일까요? 누가 살고 누가 죽었을까요? 그것은 액체를 추출하고 만든 족장의 손에 달려 있을 것입니다. 시련재판은 그 사회의 전통이나 종교적인 관점에서 죄를 범한 사람을 아주 쉽게 골라낼 수 있을 뿐 아니라 형을 즉각적으로 집행할 수 있습니다. 죄가 없다고 생각하며 신의 뜻을 믿는 사람은 이 시련을 기꺼이 받아들입니다. 주저하지 않고 단숨에 약을 먹으면 바로 복통이나 설사 같은 극심한 위장장애가 일어납니다. 이것은 응급실에서 중독 환자에게 구토나 설사를 유발해서 독극물을 빼내는 것과 같습니다. 반면에 죄가 있다고 생각하는 사람은 죄를 고백하거나 약을 한 번에 먹지 못하고 주저하며 먹습니다. 결국 독극물이 서서히, 그러나 더 많이 흡수되어 사망하게 됩니다.

인생을 살다 마지막에 치매라는 시련이 다가옵니다. 아이러니컬하게도 이 시련에 가장 처음으로 효과를 보인 약은 시련재판에 사용된 약에서 유래되었습니다. 유죄냐 무죄냐. 그 결과는 알츠하이머병에도 적용됩니다. 약에 효과가 있으면 무죄(알츠하이머병), 약에 효과가 없으면 유죄(비알츠하이머병)가 되지요. 우리는 죽을 때까지 시련과 극복을 운명으로 가지고 살아가는 것 같습니다.

Chapter 9

브레이크쓰르우

Breakthrough

1. 뚫고 나아가다 (돌파하다).

2. (구름 뒤에서) 나타나다. (네이버 어학사전에서)

1916년 8월 3일 오후 1시 솜강 어느 지역,

찌는 듯한 더위 속에서 레오는 참호에서 총을 겨눈 채 앞을 응시하고 있었다. 200m 전방에 있는 독일군 역시 참호를 파고 자신을 향해 총을 겨누고 있다. 어젯밤과 오늘 새벽 독일군은 전격적으로 진격했지만 프랑스군의 강력한 저항에 막혀 수많은 사상자를 내고 철수했다. 두 전선 사이에는 시체들이 즐비하지만 어느 누구도 전우의 시체를 가져올 용기가 없다. 대치선 안쪽 무인지대(no man's land)에 들어가는 순간 바로 no man이 될 것을 알기 때문이다. 잠깐 쉬면서 레오는 담배를 한 모금 빤다. 너무 덥다. 참호 안은 축축하고 입은 타 들어간다. 그럼에도 담배는 마른 입과 목구멍을 감싸 준다. 자기도 모르게 중얼거린다. "빌어먹을 전쟁, 언제 끝나는 거지?" 다시 앞을 쳐다본다. 뜨거운 햇빛과 멀리서 순간적으로 반짝이는 총구만 얼핏 보인다. 전선은 끝없이 조용하고 영원히 시간이 멈춰선 것만 같았다.

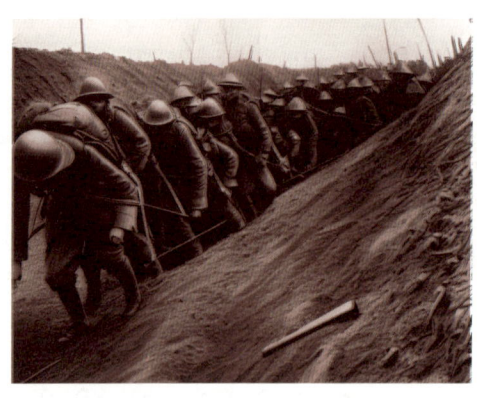

'탕, 탕!' 1914년 6월, 발칸반도의 심장 사라예보에서 총성이 울립니다. 열아홉 살 세르비아 청년이 오스트리아 황태자 부부를 쏘아 죽였습니다. 이 사건은 결국 1차 세계대전으로 비화합니다. 1차 세계대전에서 나타난 특이한 전쟁 방식이 참호전입니다. 양측 모두 땅을 깊게 파고 그 속으로 들어가 적을 막는 것입니다. 당시 화력 수준에서는 이 간단한 참호가 쉽게 뚫리지 않는 강력한 방어망이 됩니다. 초기에 프랑스를 압박한 독일군은 곧 연합군의 참호전에 막혀 전선이 고

착됩니다. 참호전은 결국 아주 오랜 대치와 소모, 끊임없는 인명피해를 불러왔습니다. 여기에서 예로 든 솜 전투의 사상자만 4개월간 영국군 42만 명, 프랑스군 20만 명, 독일군 65만 명에 이릅니다. 그동안 전선은 고작 10km 정도 움직였을 뿐입니다. 어마어마한 소모전이었습니다.

너무나 지리멸렬한 전쟁에 모든 전략가는 같은 꿈을 꿉니다. Breakthrough(돌파)! 돌파란 공격자가 아주 짧은 시간 안에(순간적으로) 지루한 전선을 부수고 전진하는 것입니다. 일단 첫 번째 수비선을 돌파하면 주변의 방어선 역시 공포와 전술적 문제로 자연스럽게 붕괴됩니다. 돌파되는 순간 방어선 자체가 사라지는 겁니다. 전세가 완전히 뒤집어지는 것이지요. 1차 세계대전을 통해 교전 당사국인 프랑스와 독일은 서로 다른 교훈을 얻습니다. 프랑스는 참호전 승리에 고무되어 독일 국경 지역에 참호전을 더욱 강화하는 마지노 요새를 건설합니다. 과거에 집착한 것입니다. 반면, 독일은 참호전을 돌파할 수 있는 전격전(Blitzkrieg)을 개발하여 미래로 나아갔습니다. 결과는 아시는 바와 같습니다.

1993년 최초로 미국 식약청에서 알츠하이머병 치료제로서 콜린분해효소 억제제인 타크린(tacrine)을 승인합니다. 저도 1998년부터 이 약을 사용했습니다. 개인적으로 두 가지를 느꼈습니다. 첫째는

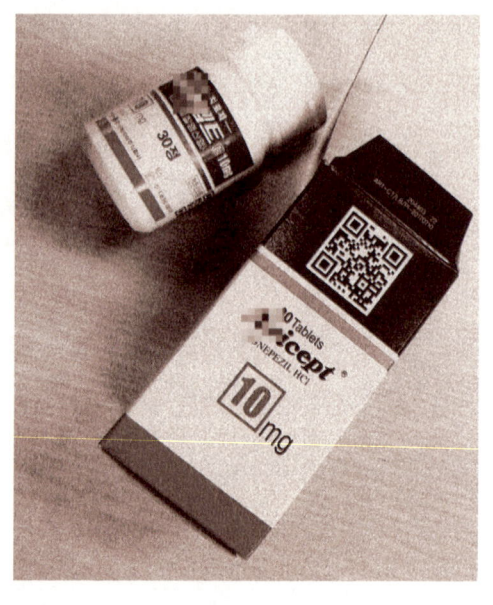

치매도 좋아질 수 있다는 놀람입니다. 둘째는 다루기 힘든 약이라는 것입니다. 새로운 세상을 보았지만 그 속으로 들어가기는 쉽지 않다는 것이지요. 약을 개발하는 제약회사도 마찬가지 생각을 합니다.

전 세계 유수의 제약회사에서 부작용이 적고 효과가 뛰어난 콜린 분해효소 억제제를 찾기 위해 필사적으로 노력합니다. 일본의 당시 작은 제약회사인 에자이 연구실에서는 타크린을 기본으로 독성이 약한 변형 화합물(유도체)을 연구했지만 실패를 거듭하였습니다. 그러다가 우연히 타크린과 구조가 다른 벤질피페라진 유도체를 동물에 투여해 보았습니다. 놀랍게도 이 물질은 독성이 거의 없고 약하지만 콜린 분해효소 억제 효과가 있었습니다. 같은 계통의 유도체를 700개 이상 만들어 시험한 결과 독성, 효과, 약력학이 균형 잡힌 도네페질을 개발합니다. 알츠하이머병 치매 치료에 있어 돌파(breakthrough)가 이루어지는 순간이었습니다. 제가 이것을 돌파라고 말하는 깃은 이 약이 치매 치료뿐 아니라 사회 전반에 큰 영향을 주었기 때문입니다.

이 약은 분명 알츠하이머 환자에게 어느 정도 효과가 있지만 이것이 환자에게 진짜로 의미가 있느냐는 아직도 의학자, 경제학자, 사회학자 사이에서 논란 중입니다. 알츠하이머병 환자에게 이 약을 처방했을 때 절반 이상에서 효과가 있지만 극적인 효과는 10-20% 정도에 불과하지요. 그나마 한정된 시간 동안만 이 효과가 지속됩니다. 그럼에도 저는 이 약이 혁신적인 약이라고 평가합니다. 우선 이 약은 필요한 사람이 어마어마하게 많습니다. 노령인구와 알츠하이머병의 기하급수적 증가에 따라 수요는 계속 늘어납니다. 뿐만 아니라 치료약제의 개발은 숨어있는 알츠하이머병 환자를 드러내는 효과가 있습니다. 두 번째로 의료뿐만 아니라 사회 인식이 급격하게 변하는 계기가 되었습니다. 1990년대 말 이 약이 나오기 전까지 신경과에서 치매를 전공하는 사람은 거의 없었습니다. 심지어 진단조차 등한시되었습니다. 진단을 한들 해줄 게 없다는 생각이었지요. 인지기능센터 같은 것은 아예 존재하지도 않았습니다. 하지만 무엇인가 해줄 수 있는 것이 있다고 생각하자 개인뿐 아니라 사회적으로도 치매를 고쳐야 할 질병으로 인식하게 됩니다. 문재인 정권에서 추진한 치매 국가책임제도 그 인식의 연장선입니다. 뿐만 아니라 치매의 약물치료를 통해 인간 정신을 새롭게 이해하면서 인지신경학이 급속도로 발달합니다. 이러한 발달은 다시 인공지능과 같은 산업으로도 연결됩니다. 한 가지 안타까운 것은 혁신적인 돌파로 한참 전진한 후 다른 전선에 봉착했다는 것입니다. 2002년 메만틴이 알츠하이머병 치료제로 승인된 후 계속 새로운 치료제 개발이 없다가 최근에 들어서야 새로운 약이 조건부 승인되었으나 아직 이 약이 어떤 역할을 할지는 알 수 없는 상태입니다. 아마 조만간 다시 돌파가 이루어질 것입니다.

> 아들 1 "아버지가 얼마나 오래 입원해야 하나요, 요양원으로 갈 수는 없나요?"
>
> 딸 1 "아버지의 몸에 멍 자국이 있어요, 혹시 학대하는 것은 아닌가요? 우울해하시는 것과 관계있는 것 아닌가요? 해명해 보세요."
>
> 딸 2 "집에 모시고 가도 되는데 며느리가 안 모시려고 해요. 우리 아버지는 치매가 아니에요."
>
> 며느리 1 "……"
>
> 아들 2 (오래간만에 외국에서 온) "식당이 어디에 있나요?"

환자 보호자들을 모아 놓고 면담할 때 흔히 보는 모습입니다. 같은 상황에서 전혀 다른 이야기를 하곤 하지요. 환자를 진료하다

보면 되는 것도 있고, 안 되는 것도 있습니다. 의사도 인간이기 때문에 할 수 없는 것이 많습니다. 환자는 어떻게 하든 감당할 수 있는데 보호자와 환자에 대해 엉켜버리면 치료를 못하는 경우가 많습니다. 보호자들 사이에 갈등이 있는 경우는 더 하지요. 그러면 치료가 엉망이 되거나 사고로 이어질 수 있지요. 벽을 보는 것 같은 느낌이 듭니다. 가장 쉬운 것은 포기입니다. 큰 병원이든 요양원이든 보내 버리면 됩니다. 그러면 앞에 있던 벽이 다른 곳으로 가지요. 하지만 한 번은 모든 당사자를 부릅니다. 모든 보호자들이 제각각 이야기가 다르고, 때로는 자기들끼리 싸우고, 때로는 의사인 저를 비난하기도 합니다. 그러면 한 마디만 합니다. "저도 이 환자 보고 싶지 않습니다." 보호자들은 무엇인가 기대하다가 의사가 대놓고 보기 싫다고 하면 순간 멍 해집니다. 저는 말을 잇습니다. "환자 보호자와 의사가 안 맞으면 사고 납니다. 퇴원도 치료입니다." 보호자들은 당황하지요. 이미 많은 병원을 경험한 터라 딱히 선택할 방법도 없는 것이지요. 저에게 의견을 묻습니다. 그러면 저는 완곡하게 말합니다. 여러 사람의 의견이 다를 때는 제일 약자를 중심에 놓고 생각하라는 것이지요. 다들 환자를 앞에 내세우지만 결국은 자기의 이해관계를 주장하는 경우가 많습니다. 대부분 돈 문제입니다. 이걸 수면 위로 올리면 어느 정도 정리가 되는 경우가 많습니다. 환자 치료도 매우 쉬워지지요. 물론 매우 조심스러운 상황입니다. 잘못하면 멱살 잡히기 쉽습니다. 그래서 이런 이야기를 할 때는 의사가 환자를 위한다는 선의가 전달되어야 합니다.

한 번만 따라 해 보세요. "저도 이 환자 보고 싶지 않습니다." 때로는 이런 말이 치료가 될 수도 있습니다.

Chapter 10
패턴 인터럽트

패턴 인터럽트(pattern interrupt) - 예상을 깨는 행동이나 말을 함으로써 상대방의 내적 패턴을 붕괴시키는 기법

앞 장의 대화에 대해 조금만 더 이야기하고자 합니다. 치매 환자를 치료하는 데 가장 어려운 것은 치매 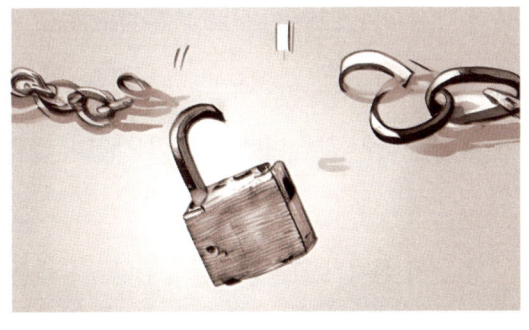 자체보다 가족 간의 갈등입니다. 순수하게 보호자들 간의 애정 차이도 있지만 개인사의 문제, 그리고 가장 중요한 경제적 문제가 숨

어 있는 경우도 많습니다. 문제는 이런 개인적 문제가 환자의 문제로 투사될 수 있다는 것입니다. 잘 봉합되어 큰 문제로 비화하지 않고 보호자 사이의 작은 언쟁으로 끝나면 무시하고 치료만 잘 하면 되는데, 때로는 매우 험악해질 수도 있습니다. 보호자들의 갈등이 의사나 병원에 대한 불신으로 모양을 바꾸어 나타나기도 합니다. 이렇게 되면 치료가 어려워집니다. 퇴원하거나 다른 병원으로 전원하면 간단한데, 많은 경우 보호자는 그렇게 하지도 않습니다. 때로는 보호자들이 자신의 문제를 환자의 문제로 바꾸어 버리기도 합니다. 있는 그대로 갈등을 수면 위로 올려야 문제가 해결되는데 이런 분들은 대부분 자신의 문제를 인정하지 않지요. 의사로서는 환자나 보호자의 개인사나 가족사에 개입하고 싶지 않습니다. 하지만 환자를 위해서 꼭 필요하다면 갈등 당사자(보호자)를 다 불러 모읍니다. 그러면 서로 싸우기도 하고, 병원을 공격하기도 하며, 때로는 아주 은유적으로 주치의를 비난하기도 하지요. 의사의 말은 거의 듣지 않습니다. 그러면 가만히 있다가 한마디 합니다.

"저도 이 환자 보고 싶지 않습니다. 더 좋은 병원 소개시켜 줄 테니 퇴원하세요." 환자 보호자들은 당황합니다. 왜 당황할까요?

프레임 - 어떤 현상을 바라보는 관점

프레임의 사전적인 뜻은 '틀'이지요. 하지만 프레임이란 말 속에는 다른 어마어마한 의미가 있습니다. 모든 사람은 알게 모르게 프레임을 가지고 있습니다. 그래야 사물을 빠르고 효율적으로 판단하거나 분석할 수 있지요. 프레임이 작동하지 않으면 순간적으로 당황하거나 대응할 수 없는 상황이 생깁니다. 아주 간단한 예를 들어봅시다. 자본주의 논리가 치열하게 작동하는 입시학원에서는 학생 수가 돈입니다. 따라서 어떻게 하든 많은 학생을 유치하려고 합니다. 학생이나 학부모도 이것을 알지요. 당연히 학생이나 학부모가 갑입니다. 그런데 선생님이 점잖게 "죄송합니다. 저는 아무 학생이나 받지 않습니다."라고 하면 학생이나 학부모는 혼란에 빠집니다. 주도권이 넘어 가고 이번에 선생님이 갑이 됩니다.

마찬가지로 대부분의 의사들은 대놓고 "환자 못 본다, 보호자가 마음에 들지 않는다."고 하지 않습니다. 그냥 완곡하게 설득하거나 간접적으로 압력을 넣지요. 그런데 의사 선생님이 아주 진지하게 이야기를 듣고 있다가 무표정하게(그러나 아주 일상적인 모습으로 환자를 보면서) "환자 보기 싫습니다. 보호자가 마음에 안 듭니다."라고 하면 보호자들은 혼란에 빠집니다. 자신들의 주장은 접고 의사의 말을 들을 준비가 됩니다. 그때 하고 싶은 이야기를 합니다.

"환자 보호자들의 생각이나 입장이 어떻든 여기서는 가장 약자인 환자가 행복의 중심이 되어야 하니 환자 입장에서 다시 생각해

보자. 자신의 문제를 환자의 문제로 생각하지 않으면 좋겠다. 가족들끼리 다시 상의해서 결정되면 대표자 한 분만 면담하자."라고 이야기 합니다. 그러면 상당 부분 갈등이 해소됩니다. 그래도 해소되지 않으면 결국 환자를 다른 의사 선생님께 보내야 합니다.

 많은 보호자를 보면서 환자만큼 아니 그보다 더 많은 갈등을 봅니다. 숨겨진 욕망이나 미움도 보지요. 문제는 이런 것들이 수면에 올라오지 않아 더 고통스럽다는 것이지요. 이런 상담 테크닉이 결정적으로 환자 치료에 도움이 되는 경우가 있습니다. 때로는 보호자의 상처를 일정 부분 치유하기도 합니다. 이 테크닉을 더 진행시키면 최면에도 유용합니다. 상담이든 최면이든 가장 중요한 것은 진정 상담자(환자)를 위하는 선의입니다. 테크닉이 중요한 것이 아니라 진짜 환자를 위한다는 진정성이 있어야 효과를 봅니다.

Chapter 11
계영배

2015년 학회 일로 우연히 진주에 갔는데 그때 진주 박물관에서 전시하던 계영배를 보았습니다. 계영배는 '가득참을 경계하는 잔'이라는 뜻으로 절주배(節酒杯)라고 하며 서양에서는 '피타고라스의 컵(Pythagorean Cup)'이라고도 합니다. 이 잔은 70% 이상 채우면 바닥에 있는 관을 통해 모든 술이 바깥으로 나오는 구조입니다. 잔 안쪽 면부터 매화가지 모양의 관이 바깥으로 이어지며 잔의 중앙

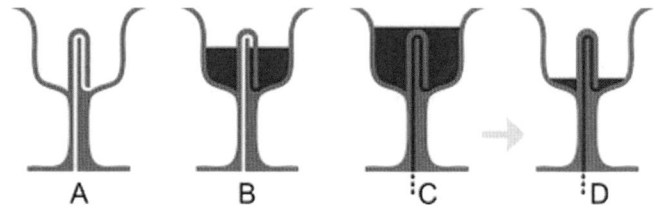

(그림1) 계영배의 원리. 일정 높이까지는 흘러 나가지 않으나 일정 높이 이상 올라가면 컵 안의 물이 빠져나가며, 완전히 빠져나가기 전까지는 다시 물을 넣을 수 없다.

에는 이중의 원통형 관이 있습니다. 술이 관의 위치보다 높게 채워지면 파스칼의 원리에 따라 관 내부 공간에 사이펀이 형성되어 술이 내려가게 됩니다.(그림 1) 일단 술이 나가기 시작하면 완전히 나가기 전까지 다시 채울 수 없습니다.

서양에서는 일종의 장난감으로 여겼지만, 동양에서는 과욕을 경계하기 위한 표식으로 삼았다고 합니다. 중국에서는 춘추오패(春秋五覇) 중 하나인 제환공(齊桓公)이 군주의 올바른 처신을 위해 인간의 끝없는 욕망을 경계하며 항상 곁에 놓아 마음을 가지런히 했다고 합니다. 조선시대의 거상인 임상옥이 위기에 몰렸을 때 스승으로부터 받은 마지막 비기는 '계영기원 여이동사(戒盈祈願 與爾同死, 가득 채워 마시지 말기를 바라며, 너와 함께 죽기를 원한다)'이었습니다. 이후 임상옥은 마음을 비우고 가지고 온 모든 물건을 불태우려고 했고, 이로 인해 역설적으로 위기에서 벗어납니다. 우리나라에서도 계영배는 자신을 돌아보며 욕망의 절제를 상징하는 컵으로 사용했던 것이지요.

1908년 여키스(Yerkes)와 도슨(Dodson)은 쥐에게 학습능력 실험을 했습니다. 두 개의 상자 중 밝은 상자를 선택하도록 훈련시키고 실패하면 전기충격을 가했습니다. 전기충격 강도를 점차 증가시키자 학습능력이 향상되었지만 어느 정도 지나면 오히려 능력이 감소하는 것을 발견했습니다. 이를 여키스-도슨의 법칙이라고 합니다.

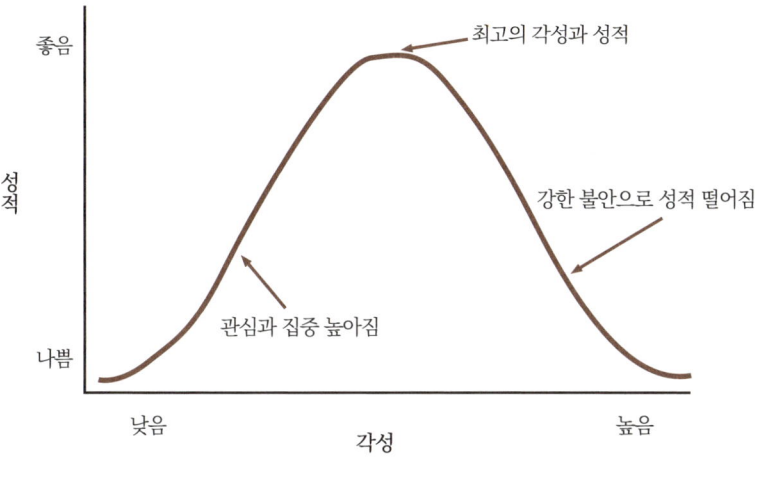

(그림2) 여키스-도슨 법칙

    원래 이 연구는 스트레스 정도와 작업의 효율성에 관한 것이었지만 여러 가지로 변형되어 적용됩니다. 2018년 2월 17일, 강릉 아레나 경기장에서 동계 올림픽 쇼트트랙 경기가 열렸습니다. 이날 강력한 우승후보로 지목되었던 심석희는 레이스 초반 뒤처져 달리면서 흐름을 살폈습니다. 이 와중에 돌발 변수가 생겼습니다. 다섯 번째로 달리던 심석희는 4바퀴를 돌고 넘어졌습니다. 다른 선수와 접촉은 없었습니다. 혼자 얼음 위에서 삐끗하면서 엉덩방아를 찧었고, 결국 예선 탈락하게 되었습니다. 물론 스포츠 경기에는 많은 변수가 있습니다. 하지만 개인적으로 심석희가 너무 우승의 기대를 받았고, 현직 대통령이 직접 관람한 것도 과도한 각성(스트레스)을 주어 경기력을 저해했을 가능성이 있다고 생각합니다.

약이란 무엇일까요? 앞 장에서 이야기했듯이, 약은 문을 여는 열쇠로 이해하면 편합니다. 하지만 약효를 보기 위해서는 적정 용량이 필요합니다. 너무 적게 주면 효과가 없고, 너무 많이 주면 견디지 못할 부작용이 나타납니다. 대부분 뇌에 작용하는 약은 세포 수용체에 적정한 정도로 결합되어야 합니다. 부작용 없이 효과를 나타내는 용량 범위를 치료 범위(therapeutic window)라고 합니다. 그러나 여기에는 두 가지 의미가 있는 것 같습니다. 용량이 증가할수록, 즉 수용체에 100% 작용하면 가장 큰 효과를 보지만 효과보다 더 큰 부작용이 나타날 수 있기 때문에 더 적은 용량에서 최대 용량이 결정된다는 생각이 있습니다. 또 다른 생각은 부작용과 관계없이 수용체에 100%에 가깝게 결합하면 오히려 효과가 감소한다는 것입니다. 여킨스-도슨의 법칙이 후자에 속하는 것 같습니다.

아직도 정확히 어느 쪽이 옳은지 확실하지 않지만 뇌에 작용하는 약들은 적정 용량이 분명히 존재하는 것 같습니다. 치료가 잘 되지 않는 난치성 정신분열병에 효과가 있는 클로자핀은 도파민 수용체 차단 능력이 고전적인 정신병 약물보다 적은데도 효과가 있습니다. 치매 치료제로 가장 많이 사용되는 콜린 분해효소 억제제의 치료 범위는 콜린 분해효소를 40-70% 정도 억제하는 수준으로 알려져 있습니다. 사람에게는 실험하지 않았지만 쥐에서 콜린 분해효소를 더 많이 억제시킨 경우 적게 억제시킨 경우보다 오히려 뇌기능이 떨어졌습니다. 치매 약도 적정 용량을 넘어선 고용량에서는 오히려 치료에 방해가 될 수 있다는 뜻입니다. 즉 여키스-도슨의 법칙이 세포 수준에서도 일어날 수 있는 것이지요. 이것은 일부에서 부작용만 없다면 '높은 것이 좋다'고 하는 생각이 틀렸다는 것입니다. 실험이나 임상 경험으로 볼 때 치매 치료제 역시 적정 용량이 있습니다. 각 개인마다 이것을 찾아 주는 것이 의사의 역할이겠지요.

신기한 것은 대부분의 계영배는 약 70%에서 최대 효과(술의 양이 가장 많음)를 보이는데 약물 수용체 역시 대부분 70% 정도에서 최대의 효과를 보인다는 점입니다. 더 많은 양을 투여하면(더 욕심을 부리면) 오히려 효과가 감소합니다(술이 다 빠져나갑니다).

가끔 젊은 여성을 보게 될 일이 있습니다. 제가 의사이고 친한 친구가 유명한 성형외과 의사인 것을 알기 때문에 소개해 달라는 사람도 있습니다. 이런 친구 중 가슴이 작아 가슴 성형을 하는 의사를 물어보는 경우가 있지요. 그때는 군소리 없이 친구를 소개해 줍니다. 그런데 아주 가끔 가슴 성형을 어느 정도 하면 좋겠냐고 사적으로 물어보는 사람이 있습니다. 저는 성형에는 문외한이지만 딱 한마디는 합니다. "본인이 생각한 크기의 70%만 해…" 결핍이 오래되면 욕망은 가슴에도 치료 범위를 넘어서는구나 하는 생각을 하면서요. 아주 친한 사이에 사적인 이야기입니다. 오해 없으시기 바랍니다.

Chapter 12
코차 혹은 발차

갑자기 장내가 조용해집니다. 탄탄하게 긴장된 공기를 뚫고 간헐적으로 긴장된 말의 숨소리가 들립니다. '탕!' 하는 총소리와 함께 한없이 길 것만 같던 정적이 깨지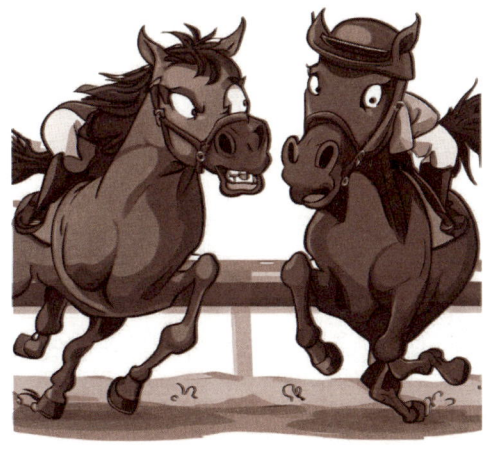고 열여섯 마리의 경주마들이 전력 질주를 시작합니다. 경마는 불과 몇 분 안에 승부가 결정 납니다. 하지만 치열한 승부가 펼쳐지기 때문에 두 마리가 거의 동시에 결승선을 넘는 경우가 있습니다.

극단적으로는 코 하나 차이로 승부가 갈릴 수 있지요. 이런 경우를 '코차'라고 합니다. 그 차이가 너무 미세해 육안으로 확인이 어려울 때는 1초당 1500 프레임을 촬영하는 초고속 카메라를 사용하여 0.01mm 차이까지 식별한다고 합니다. 코차가 극적인 것은 두말할 것도 없이 승부에 많은 돈이 걸려 있기 때문입니다. 그 열기와 흥분은 비할 데가 없습니다. 경마뿐 아니라 우리나라의 강세 종목인 스피드 스케이팅에서도 이런 일이 생깁니다. 여기서는 코가 아닌 스케이트의 날, 즉 '발차'로 승부가 결정됩니다. 아주 미세한 차이로 메달의 색깔이 바뀌는 것 입니다.

1998년 9월 21일 발매된 도네페질은 한국에서 예상보다 높은 인기를 구가합니다. 이는 한국뿐만 아니라 전 세계에서도 마찬가지입니다. 당시 한국에는 치매에 대한 두 가지 편견이 있었습니다. 첫째, 한국에는 서양과 달리 혈관성 치매는 있어도 알츠하이머 치매는 없다. 둘째, 알츠하이머 치매가 있더라도 치료제가 없고 결국 심하면 정신병원에 가야 한다는 것입니다. 하지만 도네페질은 이 두 가지 편견을 동시에 깨뜨렸습니다. 일단 치료제가 확보되자 의료인들도 증상으로서 그냥 치매라고만 진단하던 데서 벗어나 적극적으로 치매의 원인인 병명을 찾게 됩니다. 도네페질은 약물 반응을 보면 거꾸로 알츠하이머병 진단에 도움이 될 정도로 몇몇 환자들에서는 효과적이었습니다. 심지어 알츠하이머병 치매 환자는 한 번만 투여해도 머리가 맑아지고 집중력이 강화되는 효과까지 관찰됩니다.[1]

갑자기 전 세계 주요 제약회사가 이 시장에 뛰어듭니다. 콜린 분해효소 억제제는 두 차례의 세계대전에서는 전쟁 무기로 종전 후에는 식량 증산을 위한 살충제로 수많은 물질이 합성, 시험되었습니다. 이들 물질을 재검토하거나 변형시켜 치매 치료제로서의 가능성을 찾아보게 된 것입니다. 치매 치료제가 되려면 기본적으로 혈관뇌관문(blood brain barrier)을 잘 통과해야 하고, 말초보다는 중추 즉 뇌에 작용해야 합니다. 또한 기존 출시된 도네페질과 차별되는 특성이 있어야 합니다. 후발 제품이 선도 제품을 꺾을 수 있는 차별성을 갖으려면 무엇보다도 효과가 더 좋아야 합니다. 기존의 약제보다 효과가 좋다는 점을 부각시키려면 이론적인 배경도 필요했습니다. 2000년 10월 1일, 다국적 기업 노바티스가 드디어 비장의 무기 리바스티그민(rivastigmine)을 가지고 한국 치매 시장에 진입합니다. 전쟁이 시작된 것이지요. 알츠하이머병에서 결핍을 보이는 아세틸콜린을 분해하는 효소는 아세틸콜린 분해효소와 부티릴콜린 분해효소 두 가지가 있습니다. 리바스티그민은 두 가지 분해효

---

1) Whether Alzheimer's Disease is Responsive to a Single Oral Dose of Donepezil and this Response is Predictive Factor in Alzheimer's Disease. Kwak YT, Yang YS, Noh YW. K J Biol Psy. 2011; 18:36-45

소에 모두 작용합니다. 전에는 아세틸콜린 분해효소만 중요하다고 생각했는데, 부티릴콜린 분해효소 억제가 알츠하이머병의 병리기전에 중요한 아밀로이드판 형성을 감소시킨다는 장점을 부각한 것입니다. 하지만 이 약물은 반감기(몸에서 약물 농도가 반으로 줄어드는 시간)가 짧아서 하루에 두 번 복용해야 한다는 약점이 있습니다. 하루에 한 번 먹느냐 두 번 먹느냐가 그렇게 중요할까 싶지만 약을 매일 평생 먹어야 하는 환자에게는 이것이 매우 중요한 문제일 수 있습니다. 독립적인 일상생활이 어려운 치매 환자에게는 더욱 중요합니다. 이때 제약회사가 묘안을 내놓습니다. 약물을 몸에 전달하는 방법을 바꾸어 보자. 즉, 먹지 말고 붙이자는 것이지요. 2008년 피부에 붙이는 리바스티그민 패치가 개발되었습니다. 패치 제제가 경구 제제보다 더 효과적일 수 있다는 마케팅도 진행하지요. 그러자 도네페질도 혀 밑에 넣고 녹여 먹는 설하형을 개발하는 등 약물 자체보다는 약을 전달하는 방식, 즉 약물 제형의 변화가 시장을 주도하는 양상을 보입니다.

의사나 환자가 진짜로 알고 싶은 것은 과연 약물 사이에 효과의 차이가 있는지 입니다. 약이 효과가 있는지 증명하려면 위약(가짜약)과 비교하지만, 그런 연구는 돈이 많이 들고 윤리적인 문제도 있을 수 있습니다. 기존의 약이 치매에 효과가 있는데, 새로 개발된 약이 효과가 있다는 것을 증명하기 위하여 치매 환자에게 아무 효과도 없는 위약을 복용하라고 할 수 있을까요? 이런 문제를 우회할 아주 간단한 방법이 있습니다. 기존에 효과가 있다고 여겨지는 약과 비교하면 됩니다.[2] 만약 효과가 있다고 여겨지는 기존의 약보다 더 효과가 있다면 그 새로 개발된 약은 정말 효과가 있을 가능성이 있지요. 최소한 기존의 약보다는 말입니다. 또한 이것은 소비자에게 아주 큰 장점이 됩니다. 많은 약 중에 어떤 약이 더 효과가 있는지 알 수 있기 때문입니다. 하지만 현실은 쉽지 않습니다. 세계적인 다국적 제약회사가 신약 하나 개발하는데 4조에서 11조원 정도가 든다고 합니다. 약이 충분한 기간 동안 판매된다면 그래도 괜찮지만, 막대한 비용을 들여서 막 개발한 약이 후발 주자보다 못하다고 낙인이 찍히면 어떻게 될까요? 연구 방법의 문제 제기와 수많은 소송 등 엄청난 후폭풍이 몰아칩니다. 기존 치매 약제들도 이런 저런 이유로 의사나 환자가 알고 싶어 하는 일대일 연구(head-to-head study)를 기피하는 것입니다. 결국 소비자만 헤매게 되지요.

그러면 의사는 수많은 약 중 어떤 것이 더 효과가 있는지 알 수 있을까요? 의사는 사설 경마장을 운영한다고 생각하시면 됩니다.

---

[2] Head to head comparisons as an alternative to placebo-controlled trials. Vieta E, Cruz N. Eur Neuropsychopharmacol. 2012 Nov;22(11):800-3

공식 경마장처럼 첨단 판독 카메라는 없지만 치매 환자를 계속 보아온 의사라면 숙련된 눈으로 아주 작은 차이도 인지할 수 있습니다. 의사는 수많은 약을 수많은 환자에게 사용하면서 약들의 특징과 효과를 몸으로 느끼는 경우가 많습니다. 그래서 어떤 약이 더 효과가 있냐구요? 아, 여기는 사설 경마장이기 때문에 공개적으로 말씀드릴 수 없습니다. 개인적으로 물어보시면 가르쳐 드리지요. 단, 제가 요즘 심각한 노안 때문에 코차나 발차를 잘 구분하지 못할 수도 있습니다만….

Chapter 13
메만틴

삼성의 창업자이지 탁월한 경영자인 이병철 회장이 생존에 마음먹고 달려들어 성공시키지 못했던 사업이 없습니다. 딱 한 가지만 빼고요. 그것이 무엇일까요?

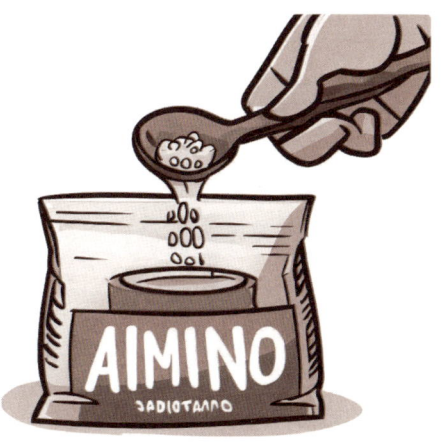

소금이 사용된 것은 5,000년 전이고 꿀과 설탕은 4,000년 전, 식초가 사용된 것은 3,500년 전입니다. 2,500년 전 아리스토텔레스가 "영혼론"이라는 책에서 단맛, 신맛, 짠맛, 쓴맛을 네 가지 기본 맛이라고 한 이후

이 이론에는 별다른 도전이 없었습니다. 뿐만 아니라 20세기 들어서는 네 가지 맛을 혀의 어떤 부분에서 느끼는지 조사하여, 혀의 미각지도까지 작성되었습니다. 사람들은 맛있는 음식에는 네 가지 맛 이외에 무언가 더 있다는 것을 느꼈지만 그것이 무엇인지는 알지 못했습니다. 그러던 중 20세기 초 일본인 이케다 기쿠나에(池田菊苗)가 해조류 국물에 들어 있는 글루타메이트(C5H9NO4)가 이 맛을 낸다는 것을 밝혀냈습니다. 기쿠나에는 이 맛을 우마미(umami)라고 명명했습니다. 일본어로 '맛있다'는 뜻이고, 우리말로 하면 '감칠맛'입니다. 감칠맛을 알아내는 데 아리스토텔레스 이후 2,000년이 걸린 것이지요. 하지만 감칠맛을 높은 농도로 추출하려면 발효식품, 생선, 육류 등의 비싼 재료와 긴 가공 시간이 필요합니다. 처음에는 다시마 같은 해조류에 뜨거운 물을 부어 맛을 추출했는데 40kg의 해조류에서 겨우 30g밖에 생산하지 못했습니다. 가격이 비싸고 귀할 수밖에 없었습니다. 극소수의 여유 있는 사람들만 즐길 수 있을 뿐, 어려운 사람에게는 그림의 떡이었습니다. 하지만 이후 일본에서 아지노모토라는 이름으로 이것을 대량 생산하면서 가격이 크게 낮아졌습니다(그래도 비쌌지요). 1910년 일제에 의해 병합된 조선으로 유입된 아지노모토는 뛰어난 맛으로 순식간에 한반도의 밥상을 장악했습니다. 1920년대 평양의 수많은 냉면집들은 고기 육수를 사용했는데, 날씨가 더우면 상하여 버리는 수가 많았다고 합니다. 상하지 않고 쉽게 사용할 수 있는 아지노모토가 대거 도입된 것은 당연한 일입니다. 아지노모토는 다양한 음식에 널리 사용되었지만, 일본이 패망하자 한반도에서 자취를 감추었습니다. 전통 방식으로는 빈자리를 채울 수 없었습니다. 현재 대상그룹 명예회장인 임대홍은 1955년 일본 오사카로 건너가 조미료 성분인 '글루탐산' 제조법을 배운 뒤, 이듬해 1월 31일 부산 동래구 대신동에 동아화성공업㈜을 설립합니다. 1962년 12월에는 상호를 아예 '미원㈜'으로 바꾸고 본격적으로 발효법을 통하여 조미료를 대량 생산하게 됩니다. 미원은 공전의 히트를 기록하며 조미료의 대명사가 됩니다. 미원의 엄청난 인기를 보고 이병철 회장은 제일제당(CJ)에서 조미료 '미풍'을 만들어 격렬한 시장 전쟁을 벌입니다. 대상(당시 미원주식회사)과 CJ(당시 제일제당)의 1세대 발효 조미료 전쟁은 대상의 압승으로 끝나고, '1가구 1미원'이라고 부를 정도로 미원은 가정의 필수품이 되었습니다. 탁월한 경영자 이병철 회장이 끝내 1등을 하지 못한 거의 유일한 부문이 바로 조미료 사업입니다. 도저히 미원을 이길 수 없었던 제일제당은 '다시다'라는 제품으로 결국 상황을 역전시키지만, 그 이면에는 타사 제품을 MSG(monosodium glutamate) 덩어리라며 유해식품으로 매도한 흑색선전의 역사가 자리합니다. 이후 한국 소비자들의 마음속에 조미료가 유해한 것이라는 생각이 각인된 계기입니다.

신경전달물질은 신경의 말단 시냅스에서 분비되어 다음 신경세포에 다양한 영향을 미치지만, 간단히 나누면 흥분성(excitatory)과 억제성(inhibitory)으로 구분합니다. 즉, 신경세포에서 전기 흐름을 원활하게 해서 활동전위(action potential)를 일으키거나 억제합니다. 우리 몸에는 다양한 부위에 수많은 신경세포가 존재하는데 이 두 가지가 적절히 조합되어 생각, 행동 등 복잡하고 거시적인 현상이 나타나지요. 그런데 글루타메이트는 척추동물에서 가장 많이 존재하는 흥분성 신경전달물질입니다. 1950년대부터 이 물질이 신경전달물질일 것이라는 주장들이 있었으나 80년대까지는 회의론이 많았습니다. 우리 몸 안에 그렇게 많이 존재하는 물질에 그런 특수성이 있을까 의심했지요. 하지만 글루타메이트가 가장 흔한 흥분성 신경전달물질이라는 것이 확인되면서 이 논쟁은 종지부를 찍었습니다. 또한 글루타메이트는 시냅스 가소성(synaptic plasticity)과 밀접하게 연관됩니다. 글루타메이트 관련 신경세포는 뇌 속의 해마나 신피질에 존재하며 학습, 기억 등 인간의 인지기능에 작용합니다.[3] 글루타메이트가 작용하려면 글루타메이트 수용체가 있어야 하는데 가장 중요한 것이 NMDA(N-methyl-D-aspartate) 수용체입니다.

글루타메이트는 뇌가 건강할 때는 순기능을, 뇌로 가는 혈관이

---

3) McEntee WJ, Crook TH. Glutamate: Its role in learning, memory, and the aging brain. Psychopharmacology 1993;111 (4): 391-401.

마히거나 손상되거나 알츠하이머병과 같은 퇴행성 질병이 생기면 양이 지나치게 많아지면서 역기능을 하게 됩니다. 뇌혈관이 막히는 등 뇌손상이 생기면 글루타메이트를 재흡수하는 데 필요한 산소가 부족해져 양이 증가하는 것이지요. 과도한 글루타메이트는 신경세포에 다량의 칼슘을 유입시켜 결국 신경세포가 죽습니다. 이런 속성을 흥분독성(excitotoxicity)이라고 합니다. 치매 치료제로 많이 사용되는 메만틴은 NMDA수용체에 결합하여 신경세포로 유입되는 독성물질을 막아줍니다. 적절한 흥분은 유지하고 과도한 흥분은 막아 신경세포의 손상을 방지하고 기능을 유지하는 것입니다. 임상적으로 해석하면 뇌손상을 막아 병의 자연경과를 변화시킬 수 있고, 불필요한 정보는 막고 필요한 정보는 유지하여 뇌의 신호대 잡음비(signal to noise ratio)를 높여줍니다. 알츠하이머병 환자는 기억력 같은 인지기능장애뿐만 아니라 불필요한 정보를 걸러주는 데도 문제가 생깁니다. 즉, 주변의 사소한 신호도 걸러내지 못해 신경질적인 성격이 되거나 심하면 망상과 같은 정신행동증상이 생기기도 합니다. 이때 메만틴을 투여하면 인지기능 자체도 호전되지만 신경행동적으로 안정되면서 이차적으로 주의집중력 등이 향상되지요. 소리가 잘 안 들리는 라디오를 들으려면 볼륨을 올리기도 하지만 주파수를 잘 맞추어 잡음을 줄이는 것과 같습니다. 비유하자면 볼륨을 올리는 것은 콜린 분해효소 억제제, 주파수를 잘 맞추는 것은 메만틴의 역할입니다. 이런 이론적 배경을 바탕으로 최근에는 두 가지 종류의 약을 병용으로 사용하는 요법이 많은 관심을 받고 있지요.

MSG는 인체에 해로울까요? MSG의 주성분은 글루타메이트입니다. 흥분성 신경전달물질이니 과량 섭취하면 신경세포를 손상시킬 가능성이 있다는 것이 유해론의 근거입니다. 제가 이 분야의 전문가는 아니지만 영양소로 섭취하는 글루타메이트는 혈액뇌관문을 통과할 수 없다는 것이 정설입니다. 실제로 세계적으로도 MSG를 유해물질로 규제하는 나라는 없는 것 같습니다. 과학적으로 근거가 없다는 것입니다. 여기서 다시 혈액뇌관문의 중요성을 확인하게 됩니다.

2005년 최초로 남북 이산가족 상봉행사가 북한에서 열렸습니다. 많은 실향민이 평양까지 가서 헤어진 가족들과 눈물의 상봉을 가졌습니다. 그리고 고향에서 즐겨 먹었던 평양냉면으로 식사를 합니다. 하지만 상당수 실향민들이 고개를 갸웃거립니다. 어렸을 때 먹던 맛을 느낄 수 없었기 때문입니다. 그렇습니다. 긴 시간이 지나 이제 평양에서는 아지노모토라는 조미료를 쓰지 않지요. 우리 아버지의 아버지가 기억하는 평양냉면은 일본의 조미료가 듬뿍 들어간 것일 수 있습니다. 그렇게 생각하니 왜 한국 사람들이 작은 일에 흥분하고 역동적인지도 이해가 갑니다. 오래전부터 흥분성 신경전달물질을 즐겨 먹었던 닷이 아닐까요? 물론 농담입니다. 위에 언급한 대로 과학적 근거가 전혀 없는.

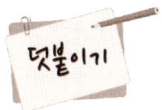

현재 공식적으로 알츠하이머병 치매 치료제로 승인된 약은 네 가지가 있습니다. 도네페질(donepezil), 리바스티그민(rivastigmine), 갈란타민(galantamine)은 뇌 내 콜린 분해효소를 억제하여 알츠하이머병의 아세틸콜린 결핍을 보충하는 역할을 합니다. 코그넥스 역시 콜린 분해효소에 작용하지만, 간독성 등의 부작용이 심하여 현재는 사용되지 않습니다. 반면 메만틴(memantine)은 세포 괴사와 관계되는 NMDA수용체에 작용합니다. 이러한 약들은 환자의 상태나 진행 정도에 따라 보험기준이 정해져 있습니다.

Chapter 14

좋아지지 않으면 효과가 없을까?

장면 1

1967년 베트남 전쟁이 한창일 때 맥나마라(McNamara) 미 국방부 장관은 이런 연설을 합니다. "모든 인간의 복잡한 상황을 차트의 그래프나 백분율, 대차대조표로 완벽하게 단순화할 수 없을 지도 모릅니다. 하지만 모든 현실을 추론할 수는 있지요. 그리고 충분히 정량화 가능한 것을 정량화 하지 않는 것은 충분히 이성을 반영하지 않는 것입니다."

장면 2

어느 날 82세 여자 환자가 찾아왔습니다. 5년 전 다른 병원에서 알츠하이머병 치매로 진단을 받고 치매 치료제를 복용 중이었습니다. 처음 약을 드시고는 기억력도 좋아지고 공감각도 좋아져 아파트 경로당도

가실 정도가 되었다고 합니다. 하지만 최근에는 밖에 나가면 길을 잃는 경우가 많고, 식사를 방금 전에 하고도 자꾸 밥을 달라고 하는 등 인지 기능이 확연히 떨어졌습니다. 보호자의 얼굴에는 수심이 가득했습니다. 검사하니 중등도 단계의 치매입니다. 5년 사이에 병이 진행한 것입니다. 고민하다가 다른 종류의 치매 치료제인 NMDA수용체 길항제를 추가 하였습니다. 환자와 보호자는 3달 후에 다시 찾아왔습니다. 별 생각 없이 같은 약을 다시 처방합니다. 그런데 보호자가 나가며 한마디 하십니다. "선생님, 저번에 약을 추가하셨는데 증상이 크게 변화가 없네요. 약효가 약한 건가요, 아니면 효과가 없는 건가요?"

1960년부터 1967년까지 미 국방부 장관을 지내며 베트남 전쟁에 깊숙이 개입한 맥나마라 장관은 특이하게 경제관료 출신입니다. 장관직에 오르기 전에 포드자동차 사장으로 회사의 생산성을 크게 높였던 맥나마라는 모든 세상을 숫자로 보았습니다. 그에게 베트남전쟁은 아주 단순한 것이었습니다. 측정 가능한 목표를 정하고 그 목표가 달성되면 승리하는 것이었지요. 측정 가능한 것이란 얼마나 많은 적을 살상시키느냐 등과 같이 쉽고 단순하게 측정할 수 있는 것을 의미하였습니다. 맥나마라의 생각은 단순 명료했지만, 인간의 행동과 전쟁의 복잡성이 단순히 측정 가능한 숫자로만 결정된다는 것은 매우 위험하고 오만한 생각입니다. 훗날 양켈

로비치(Daniel Yankelovitch)는 이런 생각을 '맥나마라의 오류(McNamara fallacy)'라고 부르며 다음과 같은 특징을 열거했습니다. 첫째, 쉽게 측정할 수 있는 것은 측정하라. 둘째, 쉽게 측정할 수 없는 것은 무시해라. 셋째, 측정 가능하지 않은 것은 중요한 것이 아니다. 넷째, 쉽게 측정되지 않는 것은 존재하지 않는 것이다.

약이란 무엇일까요? 약이 효과가 있다는 것은 어떤 의미일까요? 예를 들어, 감기에 걸리면 열이 나고 목이 아프고 기침을 하겠지요. 만약 감기약을 먹는다면 시간이 지남에 따라 열도 내려가고 목 아픈 것도 좋아질 것입니다. 그런데 약을 먹어도 증상이 변하지 않으면 어떻게 생각해야 할까요?

약을 개발할 때는 어떤 치료 목표를 정합니다. 최종 종점에서 어떤 것이 좋아졌는지 보는 것입니다. 암 환자라면 암의 크기가 치료 목표일 수 있고, 치매 환자는 인지기능 점수를 치료 목표로 할 수 있습니다. 그러나 때로는 종점에서 이 지표가 변화가 없거나 나빠질 수도 있고, 발병 가능성이 매우 높지만 현재 증상이 없다면 종점에서의 변화를 확인하기 어려울 수도 있습니다. 현대 의학에는 이런 경우에도 사용되는 약이 꽤 많이 있습니다. 수술 등으로 근본 치료가 되지 않고 계속 진행하는 병이라면 진행을 막는 것만으로도 의미가 있다고 할 수 있습니다. 이런 개념은 무진행 생존

(progression-free survival)이라고 불리며 수술이나 완치가 불가능한 암 치료에 많이 사용됩니다.[4] 이 용어는 치료 중간이나 치료를 마친 후 병은 남아 있지만 나빠지지는 않는 기간을 말합니다. 임상 연구에서 최종적인 목표는 어떤 병이든 전체 생존 기간에 영향을 주어 오래 건강하게 살 수 있게 하는 것입니다. 때때로 무진행 생존은 전체 생존 기간 대신 치료지표로 사용되기도 합니다. 하지만 이런 지표를 이용한 연구는 매우 단순한 지표를 사용하기 때문에, 맥나마라의 오류에 빠지기 쉽습니다. 무진행 생존 기간이 길다고 해서 전체 생존 기간이 길까요? 그렇지 않을 수도 있습니다. 어떤 심장 약을 먹고 한 달 정도 증상이 없이 지냈다고 해도 6개월 후 생존율은 차이가 없을 수도 있습니다(심지어 빨리 돌아가실 수도 있습니다). 이것이 환자에게 어떤 의미가 있는지 불분명한 경우도 많습니다. 약을 개발할 때는 전체 생존율이 중요하지만, 이는 매우 오랜 시간을 관찰해야 하기 때문에(돈도 많이 들지요) 제약회사에서는 비교적 쉽게 할 수 있는 무진행 생존 개념을 선호합니다. 보건당국도 많은 고민을 하지만 일단 이 개념을 약물 효과의 지표로 인정해 주는 분위기입니다. 우리나라에서 치매 치료제로 허가된 약들은 통계적으로 유의하게 위약을 복용한 대조군에 비하여 효과를 보입니다. 하지만 연구 결과를 보면 위약을 복용한 환자에게서 증상 호전보다는, 급격

---

4) "NCI Dictionary of Cancer Terms". National Cancer Institute.

히 나빠지는 증상이 나빠지지 않거나 서서히 나빠지는 경우가 많습니다. 무진행 생존 개념이지요. 환자에게 어떤 의미가 있는지는 확실하지 않을 수 있습니다. 이런 오류를 피하기 위해 측정 변수를 다양하게 늘리기도 합니다. 미국 식품의약국에서는 인지기능, 행동장애, 일상생활 수행능력 등 3가지 이상에서 효과를 보여야 치매약으로 승인합니다. 발병 후 요양원이나 요양병원으로 가기까지의 기간, 보호자 부담 등도 치료 지표로 이용하기도 합니다. 일종의 행복지표를 사용하는 겁니다. 다시 진료실로 가볼까요?

"보호자님, 이 약은 당장 효과가 나타나지 않지만 지속적으로 복용하시면 병의 진행이 멈추거나 늦출 수가 있어요." "그래도 효과가 없는 것 아닌가요, 약값만 비싸고…." "보호자님은 환자를 모시면서 어떤 때가 가장 좋았나요?" "저는 요즘도 어머니가 가끔 저를 알아보고 웃으실 때가 가장 행복해요." "할머니와 비슷한 시기에 병에 걸린 분들 중 일부는 벌써 자식도 알아보지 못하고, 잘 걷지도 못해 누워만 지내세요. 지금 이 소중한 이 시간을 보너스로 받으셨다고 생각하시면 됩니다."

그러면 간신히 보호자는 미소 짓고 갑니다. 때로는 의사인 저도 이해하기 어려운 개념을 보호자에게 설명해야 하는 것이 치매 치료의 현 주소입니다.

Chapter 15

절제 혹은 결박

Restraint: 1) 절제, 자제
           2) 제지, 구속, 결박

부처님이 6년 고행을 끝내고 성도를 이루기 직전, 보리수 아래에 앉아 깊은 선정에 들었을 때였습니다. 마왕은 딸들을 불러 부처님을 유혹하라고 합니다. 불전에는 32가지 교태를 보였다고 적혀 있습니다. 마왕의 딸들은 갖은 방법으로 유혹을 하였습니다. "젊고 잘생긴 사람이 무슨 좌선이냐? 꽃피는 봄날 우리랑 즐겁게 놀자." 그러나 부처님은 거절했습니다. "육체의 쾌락에는 고뇌가 따른다. 사람들은 이 도리를 알지 못해 욕정에 빠져왔다. 나는 절대적인 정신의 자유에 도달하려고 한다." 그리고 오히려 악마의 딸들을 타

이릅니다. "너희가 예쁜 모습으로 태어난 것은 옛날 선업을 쌓아서 인데 지금 나쁜 짓을 하면 지옥에 간다."

　역사 연구가 토인비는 세상의 모든 영웅은 도전과 응전을 통해 성장한다고 말합니다. 도전의 마지막 단계에서는 극심한 시련을 겪게 되는데, 그 중에는 신체적인 것도 있지만 정신적인 것이 훨씬 어렵고 힘들 수 있습니다. 유혹을 뿌리치는 것이 매우 어렵다는 의미입니다. 부처님이나 예수님이 악마에게 성적인 유혹을 받았지만 극복하는 과정이나, 만화영화 '라이온 킹'에서 나오는 심바가 안락함의 유혹에서 벗어나는 과정은 자신의 욕망을 절제하는 것입니다. 이러한 절제는 더 높은 차원에 이르기 위한 필수불가결한 조건입니다. 영어로 restraint라는 말의 첫 번째 의미는 절제, 자제입니다. 철학이나 도덕에서는 앞에 self 라는 말을 붙여 self-restraint(자기 절제)라고 합니다. 철학이나 도덕이 아닌 신경생리학적인 관점에서 자기 절제란 유혹과 충동에 대한 감정, 생각, 행동을 스스로 억제하는 능력을 말합니다. 일반적으로는 특정한 목표를 이루기 위하여 불필요한 충동이나 감정을 제어하는 실행능력을 가리킵니다. 이것은 사회의 기본적인 도덕 범주를 가능하게 해 줍니다. restraint의 다른 의미로는 제지, 구속, 결박이 있습니다. 더 정확하게 앞에 physical(신체적)이라는 말을 붙여 신체구속(physical restraint)이라고도 할 수 있습니다. 죄수에게는 자유를 제한하기 위해 수갑, 줄, 구속복 등 다양한 도구를 사용합니다. 법에 의하지 않고 본인의 자유의사에 반하여 신체를 구속하는 것은 대부분의 나라에서 명백한 불법입니다. 하지만 의학에서는 어떨까요? '포레스트 검프'라는 영화는 정신박약아인 포레스트가 일반인과 어울리며 자연스럽게 사회에 동화되는 과정을 아름답고 낭만적으로 묘사하지만, 과거 정신질환자에 대한 처우는 상상을 초월할 정도로 가혹했습니다. 시골일수록 생산 활동에 방해가 된다고 외딴 움막 등에 가두거나 묶어 두는 일이 흔했습니다. 자신이나 타인에게 위해를 가할 가능성이 높으면 어쩔 수 없이 신체를 구속하는 경우도 있지만 인권 침해적인 요소가 있는 것도 사실입니다. 이런 정신증상이 우리의 부모님에게 나타난다면 어떨까요?

치매 환자에서 나타나는 행동정신증상에는 크게 사이코시스와 뉴로시스가 있습니다. 그 차이는 이전 저의 책에 자세히 서술한 바 있습니다.[5] 좀 더 심한 정신증상인 사이코시스는 다시 양성증상(positive symptom)과 음성증상(negative symptom)으로 나눌 수 있습니다. 양성증상은 환자의 개인적 경험에 추가되는 증상입니다. 예를 들면 환청, 망상, 공격성 등이지요. 반면 음성증상은 경험이나 인성에서 사라지거나 줄어드는 것입니다. 예를 들면 동기부여가 저하되

---

5) 곽용태. 우리 부모님의 이상한 행동들. 브레인 와이즈 2017.

거나 감정의 세기가 약해지는 겁니다(인지기능의 저하 역시 넓게 보면 음성증상이라고 할 수 있겠지요). 음성증상은 있던 것이 없어지는 것이기 때문에 보호자들 입장에서는 안타깝고 슬프지만 일반적으로는 이것 때문에 환자의 간병이 힘들거나 입원시켜야 하는 것은 아닙니다. 하지만 양성증상은 다릅니다. 어느 날 갑자기 통장이 없어졌다며 아들이 훔쳐갔다고 경찰에 신고하거나, 귀신이 보인다며 문을 잠그고, 주변 사람을 때리고, 집을 나가고, 며느리에게 성적인 행동을 보입니다. 음성증상만 보이면 그냥 밥만 챙기고 손만 잡아줘도 되는 경우가 많지만, 양성증상을 보이면 계속해서 쫓아다니며 보살펴야 합니다. 마치 가만히 있지 못하는 아이를 하루 종일 따라다녀야 하듯 말입니다. 어린이는 행동반경이 작고 타인에게 위협적인 행동을 못하지만 치매 부모는 신체가 크고 행동반경도 넓고 때로 타인을 위협하기 때문에 끊임없는 주의와 에너지를 쏟아야 합니다. 그러다 어느 순간 주저앉지요. 모든 힘이 고갈되면 방에 부모를 가두고 윽박지르기도 합니다. 환자는 더 불안정해집니다. 결국 요양원이나 병원으로 가게 되는데, 여기서는 환자나 주변 사람의 안정을 위해 일정 부분 신체를 구속하게 됩니다. 이런 일련의 과정을 겪는 보호자는 신체구속의 필요성을 어느 정도 공감합니다. 그래도 자기 부모가 의자나 침상에 묶여 있는 것을 보고 감정적 동요를 느끼지 않는 사람은 없습니다. 매우 힘든 과정입니다. 의학은 신체구속의 대안을 제공할 수 있습니다. 잠을 못 자고 돌아다닌다면 수면제나 안정제, 망상이나 공격성이 있다면 항정신병 약물 등을 사용할 수 있습니다. 이런 약물의 사용은 환자들의 불안감이나 우울증상, 망상, 공격성을 덜어줄 수 있습니다. 도파민 수용체에 길항제로 작용하는 항정신병 약물은 기본적으로 의식의 혼탁 없이 망상이나 공격성을 효과적으로 제어함으로써 치매 노인에게 상당히 많이 사용됩니다. 신체구속에 비하면 매우 스마트하게 보입니다. 하지만 전반적으로 행동이나 생각이 느려지는 부작용이 있습니다.

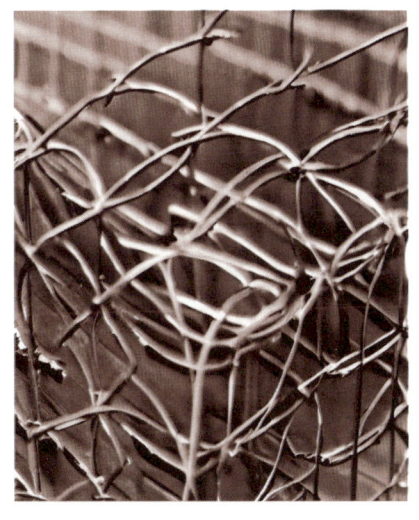

1976년 소련의 저명한 수학자이며 반체제 인사로 오랫동안 정신병원에 구금되었던 플루치(Leonid Plyushch)가 가족과 함께 소련에서 추방됩니다. 파리에서 가진 기자회견 중 그는 이렇게 말했습니다. "하루하루 퇴행하는 나 자신을 보면서 공포를 느꼈습니다. 처음에는 정치에 관심이 없어지고, 다음에는 과학적인

관심, 마지막으로는 아내와 자식에 대한 관심이 사라졌습니다. 말은 어둔해지고 기억력은 손상되었습니다. …… 유일한 관심은 화장실 가는 것과 담배뿐이었습니다. 그러다 생각했습니다. 여기서 본 모든 것을 기억해야만 한다. 그래야 증언할 수 있다."

 과거 소련은 정신과 의사를 동원하여 체제에 저항하는 사람에게 정신과 병명을 붙이고 항정신병 약물을 사용하여 정치적 반대자를 정신적으로 구속했습니다. 당시에 의사들이 붙인 병명이 '나태 정신분열병(sluggish schizophrenia)' 이었습니다. 플루치의 병명도 메시아 망상을 동반한 나태 정신분열병이었습니다. 물론 극단적인 예이지만 신체적 구속이 아닌 화학적, 약물적 구속이 더 윤리적인가 하는 문제 역시 쉽게 넘어갈 수 없습니다. 화학적 구속은 흔치 않지만 영구적인 뇌의 변화나 다른 신체증상을 동반할 수 있기 때문에 더욱 신중하게 판단하고 약을 선택하여야 합니다.

 치매 환자의 행동증상은 손상된 기능에 대한 보상적인 측면도 있습니다. 노후를 책임질 돈이 없는 것에 대한 상실감 및 필사적인 복구 노력, 자기를 돌보아 주었던 돌아가신 부모를 애타게 찾는 과정, 세상에 자기 존재를 외치는 과정일 수도 있습니다. 애타게 찾는 부모님이 실지로 보인다고도 하지만 이러한 증상이 지속되는 경우는 적습니다. 병이 진행되면 계속 다른 모습으로 변형되다 결국 음성증상만 남지요. 극심한 사고, 감정, 행동 변화가 삶에 고통을 준다면 화학적 개입도 필요할 겁니다. 하지만 의사가 흔히 착각하는 것처럼 이런 변화를 완전히 없애거나 변화시킬 수는 없습니다. 과거 소련에서 이런 방법으로 사람을 바꾸려고 했지만 결국 실패했듯이 말입니다. 우리는 단지 환자가 자신의 병을 감당할 수 있을 정도로만 도와줄 뿐입니다. 물론 차가운 알약뿐 아니라 따뜻이 잡아 주는 손도 필요합니다.

Chapter 16

깨이남(Awakening)

그들은 몇 주 동안 계속 춤 연습을 했습니다. 정장도 구입했고 헤어스타일에 신경을 썼으며 파트너에게 어떤 말을 할지 고민했습니다. 빅시티 밴드가 크게 연주를 시작했고 댄스장은 들썩거리기 시작합니다. 금발의 브랜든 피치(Brandon Fitch)는 프린스트라이프 정장(Prinstripe suit)을 입고 활짝 웃으며 엉덩이를 들썩거리며 춤을 춥니다. 무대복과 코르세지로 주목받는 대프니 모스(Daphne Moss)는 아버지를 무대로 불러 기쁘게 했습니다. 내성적인 케빈 부크버거(Kevin Buchberger)도 무도장으로 뛰어올라가 생전 처음으로 춤을 추었습니다.

_'Awakening', 1992년 7월 6일 〈타임〉지 기사 중에서

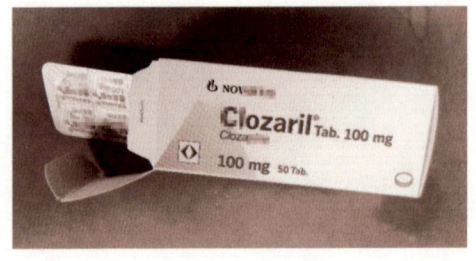

위의 이야기는 1992년 〈타임〉지 커버스토리를 장식한 기사입니다. 1949년 프랑스의 외과 의사 라보리(Laborit)는 수술 후 쇼크를 예방하는 항히스타민제를 찾다가 클로르프로마진(chlorpromazine)을 개발합니다. 이 약을 복용한 환자는 수술 후 쇼크가 없었을 뿐 아니라 수술 전 보다 매우 조용해졌습니다. 1952년 피에르 드니커(Pierre Deniker)와 쟝 들레이(Jean Delay)는 이 약의 특이한 효과가 수술 환자보다 정신과 환자에게 더 유용할 것이라고 생각했습니다. 이 약을 조현병(정신분열병) 환자에게 투약한 결과 망상이나 공격성이 사라졌습니다. 조현병에 특화된 치료제가 처음 개발되는 순간이었습니다. 이후 많은 정신과 환자들이 신체적 강박과 같은 물리적인 제약이 아니라 이 약으로 조절할 수 있게 되었습니다. 인간의 기본권인 신체의 자유를 구속당하지 않을 권리가 획기적으로 보장된 것입니다. 하지만 곧 이 약이 전혀 부작용이 없는 것이 아닌 것을 알게 됩니다. 이 약은 정신적, 육체적으로 심한 문제를 일으킬 가능성이 있습니다. 고전적인 항정신병 약물은 다섯 가지 도파민 수용체 중 주로 두 번째 수용체(D2수용체)에 작용합니다. 그런데 D2수용체는 운동계에도 존재하기 때

문에, 차단 정도에 비례하여 손을 떨거나 못 걷는 등 파킨슨병과 비슷한 증상이 나타납니다. 의사들은 정신증상은 최대한 완화되면서 운동 부작용이 나타나지 않는 용량을 찾아내려고 노력하지만 쉽지 않습니다. 운동 부작용이 나타나지 않는 용량에서 항정신병 효과가 있다고 주장하는 학자도 있지만 꼭 그런 것 같지 않습니다. 더구나 치매 환자처럼 뇌에 구조적이고 기질적 병변이 있는 노인은 매우 적은 용량에도 부작용을 보이는 경우가 많습니다. 운동 부작용이 있어야 항정신병 효과가 나타나는 경우도 있습니다. 더 큰 문제는 아무리 용량을 올려도, 다시 말하면 도파민 수용체를 아무리 차단해도 효과가 없는 환자도 많다는 것입니다. 그래서 선택을 강요당하기도 하지요. 햄릿이 말한 '죽느냐^(정신장애), 사느냐^(운동 부작용)'는 의사들이 늘 고민하는 주제입니다.

　대부분의 연구자들이 40년간 도파민이라는 한 가지 신경전달물질에만 집착하고 있을 때 클로자핀이 개발되었습니다. 지금까지 조현병의 도파민 가설을 근거로 도파민 수용체만 주로 연구하였는데, 다양한 수용체에 영향을 미치는 전혀 새로운 개념의 약물이 등장한 것입니다. 이른바 비전형적 항정신병 약물입니다. 작용기전은 너무 전문적이라 여기 언급하지 않겠습니다. 이 계통의 약물은 항정신병 효과가 높아졌을 뿐 아니라 운동계 부작용이 없거나 적은 획기적인 약입니다. 상당히 많은 환자들이 비로소 망상이나 환각의 그늘에서 벗어나 빅밴드가 연주하는 무대 위에서 춤출 수 있었습니다. 위에 언급한 장면은 영화 '사랑의 기적(영어 원제 Awakening)'에 빗대어 망상이나 위축에서 깨어나는 환자들을 〈타임〉지가 'Awakening'이라는 헤드라인 기사로 보도한 것입니다. 하지만 클로자핀은 치명적인 약점이 있습니다. 드물게 백혈구 감소증이라는 면역장애가 생길 수 있다는 겁니다. 일단 생기면 감염에 의해 사망에 이를 수 있는 심각한 부작용이지요. 이후 백혈구 감소증이 없는 새로운 비전형적 항정신병 약물이 개발됩니다. 신경계 약물의 부작용은 기본적으로 신경계 이상이 있는 사람에게 많이 생깁니다. 노인, 뇌졸중, 치매 환자에서 더 많은 부작용을 보일 수 있기 때문에 비전형적 항정신병 약물은 치매를 진료하는 신경과 의사에게 매우 유용한 약입니다. 예전에는 신약이 옛날 약보다 효과가 크고 부작용이 적다고만 생각했습니다. 새로운 것이 더 좋다는 것이지요. 하지만 2002년 이후, 새로운 비전형적 항정신병 약물의 부작용에 대한 논문이 쏟아집니다. 특히 심장질환이 있는 환자에서 심정지 등 치명적인 부작용이 보고됩니다. 그렇다고 과거 약이 더 안전한지는 논란의 여지가 있지만 항정신병 약물의 수많은 부작용 목록을 보면 가슴이 답답해집니다. 물론 어떤 약이든 부작용 목록은 아주 길지요. 다만, 이 어떤 부작용이 있을지 예측하고 추적하는 것이 중요합니다. 특히 이 계통의 약을 사용할 경우 주기적인 심전도 등으로 심장의 기능을 추적해야 합니다.

한 가지 덧붙이면, 치매 환자의 망상과 조현병의 망상은 비슷하게 보여도 몇 가지 차이가 있습니다. 우선 조현병은 젊어서 시작되며 처음에는 상당한 기간 동안 증상이 없거나 아주 미묘하고 작은 증상만을 보입니다. 이것을 스스로 극복하려는 과정과 실패하는 과정을 거쳐 아주 공고한 정신 병리현상이 생기게 됩니다. 반면 치매에서 보이는 망상은 조현병 환자에 비하여 나이가 들어 발병하며 짧은 시간에 급격하게 진행하기 때문에 공고하지 않으며 확신성과 특이성(bizarreness)이 덜 합니다. 따라서 치매 환자에서는 조현병 환자보다는 더 적은 양의 항정신병 약물로도 정신증상이 조절되는 경우가 많습니다. 반면 치매 환자는 뇌의 기질적 병변 때문에 젊은 조현병 환자보다 운동계나 기타 부작용이 많이 나타납니다.

그래서 아주 천천히 소량씩 약을 조절합니다. 항정신병 약물은 대부분 조현병 환자에서 정신병증상을 완전히 없애지 못합니다. 오랜 기간 지속된 망상은 장기기억으로 넘어가 존재합니다. 하지만 이 약물은 새로운 망상적 자극이 내재화되는 것을 막을 수 있습니다. 그런데 치매 환자는 기억력 자체가 망가지기 때문에 잘못된 기억이나 해석으로 생기는 망상이 소량의 약물로도 조절될 뿐 아니라 시간이 지나면 서서히 없어지는 경향을 보입니다. 이때는 약을 줄이거나 끊어가야 합니다. 약을 계속 사용한다면 환자가 불필요한 부작용에 노출될 수 있습니다.

　깨어남(awakening), 우리는 이를 통해 서로를 확인합니다. 그러나 치매에서 깨어남은 병의 자연경과상 오래 지속되기 어려운 경우가 많습니다. 우리는 삶의 대부분을 깨어 있어 그 중요성을 잘 모릅니다. 가장 가까운 사람과도 대화를 하지 않는 경우가 많습니다. 그러다 부모가 치매가 생기면 고민하고 대화하려고 합니다. 현대의학의 힘을 빌어 일부 환자는 이런 깨어남을 경험합니다. 아주 짧을 수도 있는 이 시간이 주어진다면 당신은 무엇을 할 건가요? 아니, 사실은 지금 당장 건강하신 부모님과 가족에게 무엇을 할 것인가 생각하는 것이 옳겠지요.

Chapter 17

항정신병 약물

2002년 개봉된 하워드 론 감독의 영화 "뷰티풀 마인드"는 정신분열병을 앓는 천재 경제학자 존 내시의 이야기를 그리며, 러셀 크로우가 주연을 맡았습니다. 이 영화에서 존 내시는 스스로 가상의 인물을 만들고 그들과 대화도 합니다. 결국 그는 그것이 병이라는 것을 알게 되고 약을 먹기 시작하지만 약을 먹는 것이 행복하지 않습니다. 부인 모르게 약을 안 먹기도 합니다. 결국 망상과 환각을 다시 불러오게 됩니다. 왜 존 내시는 약을 먹으려고 하지 않았을까요?

망상은 잘못된 믿음을 말하며, 환각은 잘못된 지각입니다. 남편이 바람을 피웠다는 것은 망상일 수도 있고, 실지로 일어나지 않은 일을 본 것(환시)일 수도 있습니다. 어떤 경우에는 두 가지가 섞여 있어 구분되지 않기도 합니다. 이런 증상들이 왜 발생하는지는 아직도 잘 알려져 있지 않습니다. 한가지 가설이 도파민이라는 신경전달물질과 연관된 뇌 속 신경계의 활성화가 망상과 관련된다는 것입니다. 도파민은 정신에 어떤 영향을 미칠까요? 뇌에서 도파민은 보상(reward)과 강화(reinforcement)와 관련이 있습니다. 좋은 음식, 안락함, 섹스, 마약 등에서 즐거움과 아름다움을 느끼는 것은 도파민 때문입니다. 이런 일이 실제로 일어나지 않더라도 기대만으로도 도파민 분비가 증가합니다. 도파민 분비가 증가하거나 신경계가 도파민에 과민하게 반응하면 인간은 즐거움, 아름다움을 느낍니다. 기대, 꿈, 행복, 쾌락이 모두 도파민과 관련됩니다. 뿐만 아니라 도파민은 동기부여 현저성(motivational salience)과도 밀접한 연관이 있습니다.[6] 누가 보아도 중요한 일에 동기가 부여되는 것은 당연하지만(프러포즈가 받아들여 진다, 중요한 시험에 합격한다 등), 별로 중요하지 않은 일에도 도파민신경계가 과도하게 활성화되면 어떤 일이 벌어질까요? 부인의 귀가가 조금만 늦어져도 부정을 의심하고, 밤에 어스름하게 비치는 그림자를 보고 돌아가신 어머니가 서 있다고 하는 등 망상과 환각에 노출되기 쉽습니다. 어떤 환자는 병의 초기에 감각이 예민해지거나 전혀 생각하지 못했던 것을 떠올리기

---

6) Kapur S, Mizrahi R, Li M. From dopamine to salience to psychosis--linking biology, pharmacology and phenomenology of psychosis. Schizophr Res. 2005 Nov 1;79(1):59-68.

도 합니다. 내시가 약을 안 먹는 이유는 이러한 창의성이 손상되는 것을 느꼈기 때문일 것입니다. 망상이나 환각을 치료하는 항정신병 약물은 뇌에서 도파민 수용체를 차단합니다. 그러면 쏟아져 들어오는 의미나 감각이 서서히 줄어들면서 망상이나 환각이 감소합니다. 하지만 대가를 치러야 합니다. 뇌의 도파민신경계는 크게 중변연(mesolimbic)과 흑질선조(nigrostriatal) 도파민계로 나뉩니다. 중변연 도파민계가 주로 정신현상과 연관되는 반면, 흑질선조 도파민계는 운동기능과 관련이 있습니다. 그래서 항정신병 약물을 복용하면 망상, 환각 같은 정신과 증상은 좋아지지만 용량을 올리면 서서히 몸이 굳고 손이 떨리는 파킨슨 증상이 나타납니다. 생각의 속도도 늦어지고 감정도 기복이 없이 평탄화 됩니다. 알츠하이머병 치매와 심한 망상이 있는 환자가 약을 복용하면 며느리를 괴롭히는 일은 줄거나 없어지지만, 움직임이 둔해지거나 넘어지는 등 몸 안에 갇혀 버리는 수가 있습니다(물론 모든 환자가 그렇지는 않습니다). 그래서 의사들은 정신증상은 호전시키지만 몸이 굳는 등의 운동기능 부작용이 없도록 필사적으로 용량을 조정합니다. 제약회사에서는 원하는 증상만 조절하고 부작용이 없거나 적은 항정신병 약물을 개발하려고 합니다. 그 결과 비교적 부작용이 적은 약들이 개발되었고 치료 매뉴얼도 많이 향상되었습니다. 하지만 완벽하지는 않습니다. 특히 행동장애가 심할 때는 어떤 약을 사용하더라도 효과는 거의 없고 부작용은 피할 수 없는 경우도 있습니다. 과연 우리는 어떻게 해야 할까요?

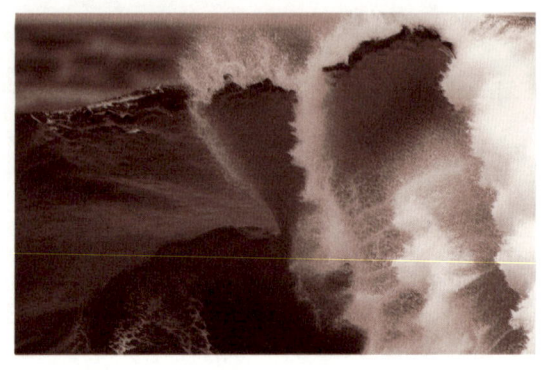

1836년 덴마크의 작가 한스 크리스티안 안데르센이 쓴 "인어공주"에는 '선택'이라는 화두가 나옵니다. 다리를 얻고 목소리를 잃어버리는 선택이 첫 번째이고, 왕자가 다른 여자를 신부로 받아들일 때 왕자를 칼로 찔러 죽이면 살 수 있다는 것이 두 번째 선택입니다. 어떤 선택이 옳은지는 아무도 모릅니다. 하지만 하나를 얻고 하나를 잃을 때는 기본적인 목표가 있을 것으로 생각됩니다. 인어공주에게 기본적인 목표는 진실로 왕자를 사랑하는 것입니다. 의사나 가족의 기본적인 목표는 진실로 환자가 행복하게 되는 것이겠지요. 매일 할머니에게 적당히 욕을 먹으면서 공존할 것인지, 아니면 할머니가 욕은 하지 않지만 종종 넘어지는 것과 공존할지 선택해야 합니다. 매일 극심한 부정 망상에 고통받을 것인지, 아니면 손은 떨리지만 심리적으로는 편안해질

것인지 선택해야 합니다. 우리는 항상 선택의 문 앞에 서 있습니다. 인어공주에게는 선택이 두 번으로 끝났지만, 환자는 계속 변하기 때문에 우리는 수없이 선택을 해야만 합니다. 당신은 무엇을 선택할 건가요?

Chapter 18
항우울제

1952년 마취제로 개발된 클로르프로마진이 항정신병 약물로서 의학적이나 상업적으로 대성공을 거둔 후, 많은 제약회사들이 이 약을 변형시켜 새로운 약을 개발했습니다. 이미프라민(imipramine)도 그중 하나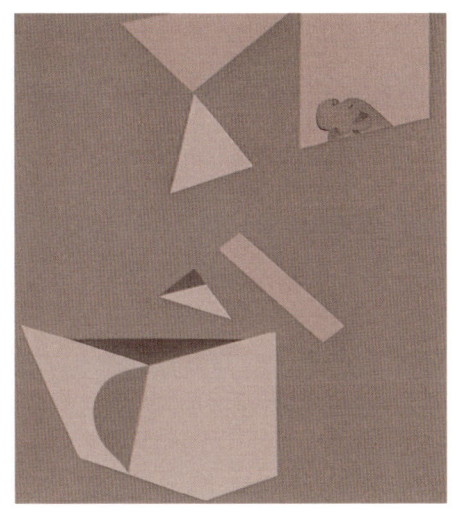
입니다. 1955년 스위스 정신과 의사인 롤런드 쿤(Roland Kuhn)은 이 약을 정신증상이 심한 조현병 환자에게 투여했으나, 대부분 실패하거나 오히려 악화되었습니다. 조용했던 환자들이 돌아다니고, 감정이 격해지는 부작용이 생긴 것입니다. 모든 사람이 이 약은 정신질환에 효과가 없다고 생각했지만 쿤은 이 약을 우울증 환자에게 적용해보았습니다. 결과는 극적이었습니다. 환자들이 점차 침상에서 일어나 다른 환자와 대화하고 에너지가 넘치게 되었습니다. 가족들은 이렇게 밝은 환자의 모습을 본 지가 너무 오랜만이라고 감격하였습니다. 본격적인 항우울제가 등장한 겁니다. 이를 개발한 제약회사(Geigy)도 상업적으로 대성공을 거둡니다. 이후 구조가 비슷한 항우울제들이 개발되기 시작합니다.

 항정신병 약물과 함께 항우울제가 등장하면서 인간은 비로소 정신질환에 특이적인 약물을 가지게 되었습니다. 또한 정신과도 다른 의학 분야와 마찬가지로 생물학적 과학 전통으로 편입되기 시작했습니다. 하지만 아직까지도 이러한 약이 어떻게 우울증에 효과가 있는지는 정확하게 알려져 있지 않습니다. 이러한 약이 뇌에서 세로토닌이나 노르에피네프(norepinephrine)을 증가시키지만, 이것이 뇌에 어떤 영향을 주길래 우울감이 없어지는지는 아직 잘 모릅니다. 건강한 사람에서는 기분이 처질 때 이 약을 먹어도 기분이 좋아지지 않습니다. 더 복잡한 것은 진짜 우울증 환자도 바로 효과가 나타나는 것이 아니라 적어도 1~2주 이상 치료해야 한다는 깃입니다. 심지어 좋아지기 전까지 오히려 많은 사람들이 우울한 기분(dysphoric mood)을 더 심하게 경험하기도 합니다. 그래서 일부 환자들은 좋아질 수 있다는 희망을 잃고 자살 경향까지도 보입니다. 과거에 많이 사용하였던 삼환계 항우울제는 자살 목적으로 과량 복용할 경우 실제로 상당한 독성을 보입니다. 따라서 최근에는 더 효과가 있으면서 부작용이 적은 새로운 약들이 사용되고 있습니다.

우울감은 알츠하이머병 치매에서 가장 많이 나타나는 정신행동 증상 중 하나입니다. 정신과적 주요 우울증 진단 기준에 해당되는 정도는 아니지만, 우울한 기분을 느끼는 환자들이 매우 많습니다. 치매 환자에서 우울감은 전혀 이유가 없는 경우도 있지만 이유가 있는 경우도 있습니다. 예를 들어, 치매 초기에는 본인 스스로가 인지기능이 떨어지는 것을 인지합니다. 자꾸 잊어버리고, 길을 잃고, 돈을 어디다 두었는지 모르는 일이 반복되면 자존감도 떨어지고 가족들 눈치도 보게 되면서 우울감을 느끼게 될 수 있습니다. 1969년 스위스 정신과 의사 퀴블러 로스(Kübler-Ross)는 '죽음과 죽어가는 것(On Death and Dying)'이라는 책에서 암처럼 치명적인 병을 가진 환자와 가족들의 시간에 따른 감정적 변화를 기술했습니다. 처음에는 부정(denial)하다가 분노(anger), 타협(bargaining), 우울(depression)을 거쳐 마지막으로 받아들임(acceptance)의 과정을 겪는

다고 했습니다. 영어 머리글자를 따서 DABDA라고도 합니다. 빠르게 진행하는 암환자뿐만 아니라 만성적으로 진행하는 치매 환자도 같은 과정을 겪습니다. 정서적인 불안정이나 인지기능장애를 실질적으로 극복할 수 있는 환경을 조성해서 환자가 안정적으로 상황에 적응할 수 있도록 도와주어야 합니다. 치매가 심해서 인지기능장애를 인지하지 못하는데도 우울한 심리 증상이나 신체 증상을 보일 수 있습니다. 병식이 없으면 심리치료나 인지치료가 힘들고 바로 약물치료가 필요합니다. 젊은 사람에서 보이는 우울증과 달리 치매 환자의 우울증은 증상이 심하지 않고 변동성이 클 수 있으며 자살 충동이나 시도가 거의 없습니다. 따라서 소량으로 시작하여 천천히 증상을 보아가면서 약물을 조정해도 됩니다. 계속 강조하지만 치매는 시간이 지나면서 뇌기능이 변하기 때문에 약물치료를 계속하지 않아도 되는 경우가 많습니다. 주기적으로 환자를 평가하여 필요하면 약을 조절하거나 중단합니다.

85세인 알츠하이머병 치매 환자가 매일 아침 일어나자마자 조용히 구석에서 짐을 쌉니다. 왜 싸냐고 물어보면 대답도 안 합니다. 식사도 거부합니다. 이야기를 시키면 "빨리 죽어야 가족에게 피해를 안 준다. 여기에 있으면 빨리 안 죽는다."고 조용히 말합니다. 사는 것이 싫고 의미가 없다고 합니다. 열심히 달래지만 할머니는 매일 짐을 쌉니다. 그런데 시간이 지나면서 할머니의 짐이 점차 줄어드는 것을 발견하였습니다. 어느 날 제가 물어봅니다. "할머니, 이렇게 짐을 싸셔서 어떻게 길을 떠나시겠어요?" 할머니는 낮은 목소리로 대답했습니다. "어차피 가지고 가도 쓸 데가 없어." 저는 할머니의 짐이 줄어드는 만큼 약을 조금씩 내립니다. 어느 순간 우울한 감정도 초월하는 때가 오는 것 같습니다. 자신을 초월해서 그럴 수도 있고, 점차 치매로 뇌기능이 떨어져서 그럴 수도 있을 것입니다. 어떤 경우이든 환자가 편해지면 그것으로 된 것이 아닌가 자위해 봅니다.

Chapter 19

위로 음식

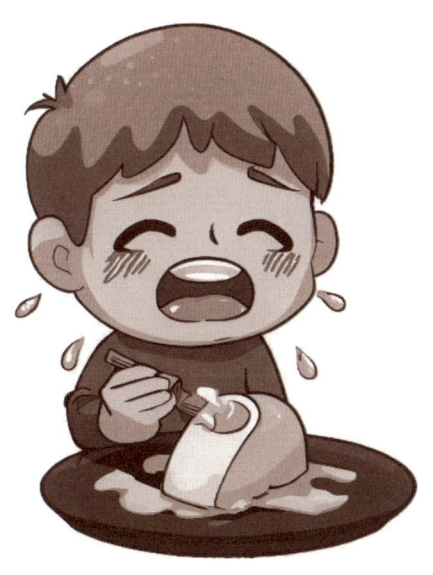

〈미스터 초밥왕〉은 데라사와 다이스케(1959년생)가 쓴 일본 요리 만화입니다. 일본의 외딴 지역인 홋카이도에서 올라온 요리사 쇼타가 요리 대결 등에 도전하며 전문가로 성장하는 과정을 그립니다. 쇼타가 '문제가 무엇일까?' '어떻게 문제를 해결할 수 있을까?'를 고민하다가 떠올리는 기발한 요리 아이디어가 이 만화의 재미입니다. 단지 기발함뿐만 아니라 감동적인 에피소드가 펼쳐지

기도 합니다. 제가 기억하는 만화의 일화 중 하나는 어머니가 돌아가시고 실의에 빠진 꼬마가 어느 날 아빠와 함께 초밥집에 온 이야기입니다. 어머니는 항상 생일에 계란말이 초밥을 해 주었는데, 아빠는 그 맛을 낼 수 없어 고민합니다. 결국 포기하고 죽은 부인의 음식과 가장 맛이 비슷한 쇼타의 초밥집을 찾습니다. 하지만 돈이 없어 쫓겨나고 맙니다. 사연을 알게 된 쇼타가 휴일에 따로 아빠와 꼬마를 식당으로 초대합니다. 여러 가지 연구 끝에 만든 계란말이 초밥! 실의에 빠졌던 꼬마는 "엄마가 해 주신 계란말이 초밥 맛이야, 엄마가 만드신 거야."라며 눈물을 흘립니다.

친한 동기 중에 크게 성공한 친구가 있습니다. 어느 날, 같이 저녁이나 먹자고 했더니 자기는 저녁을 세 번 먹는다고 합니다. 5시경에 한 번, 7시경에 또 한 번, 그리고 8시 넘어서 술과 함께 또 한 번. 결국 그는 사업을 위해서 음식을 먹는 것이지요. 하지만 우리 대부분은 배가 고파서, 혹은 맛있는 것을 먹기 위해서 먹습니다. 또 다른 경우가 있습니다. 위로를 받기 위해 먹는 겁니다. 초밥왕의 만화 중 위 에피소드는 위로 음식(comfort food)에 관한 이야기입니다. 위로 음식이란 우울이나 불안 등 부정적인 감정을 완화시켜 주는 음식을 말합니다. 국가, 문화, 인종, 성별에 따라 어릴 때 향수를 일으키는 음식, 기호식품, 편의식품, 건강식품 등 다양한 위로 음식이 있습니다. 코카콜라가 펩시 챌린지에 밀려 뉴코크라는 신상품을 들고 나왔을 때, 미국 전역에서 벌어진 코카콜라 팬들의 항의는 코카콜라가 단순한 기호식품이 아니고 위로 음식이기 때문입니다. 미국인들은 어릴 적부터 아버지의 손을 잡고 야구장에 가서 코카콜라를 먹으면서 자랐기 때문에 코카콜라가 사라진다는 것은 과거의 추억이 사라지는 것이지요. 코카콜라 경영진은 이것을 간과한 것입니다. 이렇게 개개인이나 특정 문화와 연관된 것이 아니라 전 세계 공통의 위로 음식도 있습니다. 바로 초콜릿입니다.

88세 된 치매 환자 할아버지는 오늘도 양쪽 주머니 가득히 초콜릿을 넣은 채 여기저기 배회하시며 틈만 나면 초콜릿을 입에 넣습니다. 치아도 안 좋으시고 당뇨도 있어 초콜릿을 제한하려고 하면 소리치고 불안해하고 때로는 폭력을 행사하기도 합니다. 할 수 없이 간격을 두고 초콜릿을 주면서 치아가 상하지 않도록 관리합니다. 젊어서는 초콜릿을 별로 좋아하시지 않았다고 합니다. 어려서 비싼 초콜릿을 먹을 정도로 부자도 아니었던 것 같습니다. 초콜릿에 집착하기 시작한 것은 4년 전 치매 진단을 받은 후입니다. 초콜릿을 주면 그나마 소리치거나 돌아다니는 증상이 덜해져서 계속 드린 것입니다. 문제는 초콜릿을 드시면 혈당이 400이 넘을 정도로 올라가는 것 입니다. 그런데 어느 날 그 문제가 해결되었습니다.

초콜릿이나 단 음식은 추억이나 감정적인 개입이 없이도 자체로 기분을 좋게 해 줍니다. 초콜릿은 감정에 긍정적인 영향을 주는 신경전달물질들을 분비시킵니다. 초콜릿에 들어있는 트립토판이라는 아미노산은 사람을 행복하게 하는 세로토닌의 전구물질입니다. 초콜릿을 먹으면 뇌 속에서 세로토닌이 증가할 수 있습니다. 그러면 세로토닌 저하와 관련된 우울증 환자가 초콜릿을 많이 먹으면 좋아질까요? 대부분의 학자들은 초콜릿에 들어 있는 정도의 양으로는 우울증 치료에 충분하지 않다고 생각합니다. 오히려 초콜릿은 비만을 유발하여 더 많은 스트레스를 줍니다. 위로 음식이 별로 위로가 되지 않을 뿐 아니라 오히려 상황을 악화시킬 수 있는 것입니다. 그러나 위로 음식이라는 것이 알게 모르게 우리 몸에 필요한 성분을 추구하는 진화적인 목적에서 나온 것일 수가 있습니다. 즉 이런 이유로 위로 음식은 개개인이나 문화의 특수성과 관계없이 세계 공통적으로 존재하는 것입니다. 어떤 종류의 물질은 사람을 기쁘게 하거나 행복하게 합니다. 대표적인 것이 신경전달물질 세로토닌입니다. 위의 할아버지도 세로토닌의 양을 증가시키는 세로토닌 재흡수 억제제(항우울제)를 고용량 복용하고 나서 초콜릿에 대한 욕구가 줄어들었습니다. 또한 배회하고 불안해하는 증상도 좋아졌습니다. 초콜릿을 찾는 행위는 치매와 연관되어 나타난 세로토닌 저하 증후군, 즉 우울증 증상이었던 것입니다. 쇼타가 해준 계란말이 초밥에도 세로토닌 같은 행복 물질이 있었을까요? 주방에서 몰래 항우울제를 섞었을까요? 아닐 것입니다.

　우리는 있는 그대로를 기억하는 경우가 거의 없다고 합니다. 대부분 과거를 각색합니다. 부정적인 기억이나 감정은 약화되거나 걸러집니다. 특히 뇌가 한창 발달하는 시기 이전에 있었던 좋았던 일들은 뇌 속에서 도파민이나 세로토닌 같은 행복 물질을 분비하고, 이것이 음식과 결합하여 기억 속에 강력하게 각인됩니다. 위로 음식을 먹으면 과거의 행복했던 감정과 기억이 떠올라 자연스럽게 세로토닌이나 도파민과 같은 신경전달물질을 분비하게 합니다. 그래서 행복을 느끼지요. 외부에서 약을 주는 것보다 훨씬 강력할 수도 있습니다. 약이 아닌 음식이나 상황을 통해 진실로 아름다운 기억이 재현되는 겁니다. 잘못된 위로 음식은 자칫 더 큰 스트레스를 주지만, 적절하게만 사용한다면 행복을 가져다줍니다.

　가끔 노쇠한 어머니를 찾아갑니다. 어머니는 외식을 하고 싶은 기색이 역력합니다. 하지만 저는 가끔 집에서 계란찜을 해 달라고 조릅니다. 재료도 요리기구도 시원치 않지만 어머니는 할 수 없이 음식을 준비합니다. 김이 모락모락 나는 계란찜을 푹 한 숟갈 떠서 입에 넣었는데 아, 그런데 예전 맛이 아닙니다! 요즘은 어머니의 미각이 떨어진 것 같습니다. 그런데 어머니는 시험이라도 보는 듯 초조한 얼굴로 저를 바라봅니다. 제가 말합니다. "아, 이 맛이야! 맛있어!" 그러자 어머니의 얼굴이 환해집니다. 저에게는 어머니의 음식이 위로 음식이지만, 어머니에게는 그 음식을 먹고 좋아하는 반백의 아들 얼굴이 위로 음식이겠지요.

Chapter 20

가가성 치매?(Pseudo-Pseudo dementia?)

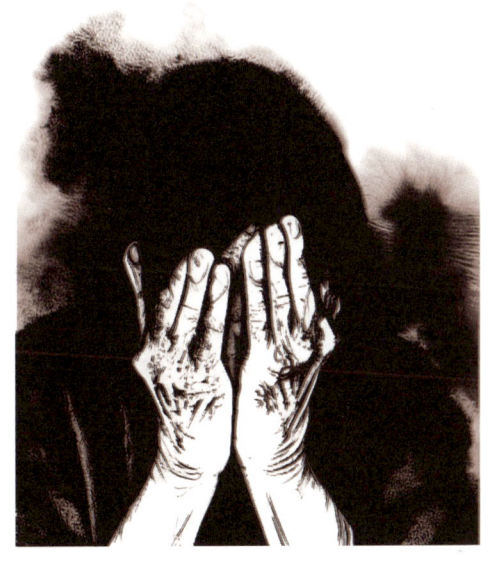

어느 날, 75세 할머니가 가족들과 함께 진료실을 방문했습니다. 6개월 전부터 갑자기 기억력이 떨어지고 대화가 이어지지 않으며 행동이 느려진다고 했습니다. 가족들은 걱정이 되어 근처 대학병원에서 인지기능과 영상검사를 받고 초기 치매로 진단받았습니다. 치매약(콜린 분해 효소 억제제)을 복용했으나 큰 진전이 없었다고 합니다. 환자는 얼굴

이 굳어 있으며 대화를 잘 하려고 하지 않았습니다. 주의집중은 어느 정도 유지되나 목소리가 매우 낮고 질문에 잘 대답하지 않으려고 했습니다. 오전에 있었던 일도 기억을 잘 못하지만 단서를 주면 어느 정도 대답을 했습니다. 일반적인 치매 환자와 조금 달랐습니다. 면담이 끝나고 환자만 남겨두고 가족들을 모두 바깥으로 내보냈습니다. 그리고 할머니의 손을 잡아주며 한마디 합니다. "할머니, 젊어서 고생 많이 하셨지요?" 할머니의 표정 없던 얼굴이 일순 흔들립니다. "남편 때문에 맘고생 많이 했어요. 이제는 쉬고 싶어요…." 제가 다시 물어봅니다. "6개월 전에 무슨 일이 있었나요?" "남편이 교회의 다른 여자와 다정히 이야기하는 걸 보고, 이제는 다 살았다는 생각이 들었어요." 할머니 눈에 눈물이 글썽입니다. 인지기능 검사와 영상검사를 확인하니 영상검사는 이상한 점이 없었고 인지기능 검사에서는 기억력과 전두엽 기능에 일부 이상이 있었습니다. 전형적인 치매처럼 보이지 않았습니다. 조용히 할머니에게 수건을 건네 드리면서 얼굴을 고치게 했습니다. 보호자와 다시 상담한 후, 항우울제(세로토닌 수용체 억제제)를 처방했습니다. 이후 환자는 극적으로 좋아졌습니다. 아직도 기억력이 일부 감소되어 있지만 전반적인 기억력도 좋아지고, 표정도 좋아졌으며, 무엇보다 일상 활동이 늘었습니다. 자신감도 찾으셨고요. 3달 후 다시 인지기능을 검사하니 아직도 일부 인지기능이 감소되어 있지만 처음보다 좋아졌습니다. 치매라고 부를 정도는 아니었습니다.

거듭 말씀드리지만 치매는 병명이 아닙니다. 뇌 발달이 끝난 후 뇌에 생긴 병변으로 인해 기억력을 포함한 인지기능이 2가지 이상 손상되며, 직장 생활이나 일상생활이 불가능한 상태를 말합니다. 원인이 다양한 것이지요. "치매는 치료가 되나요?"라고 물으면 할 말이 없습니다. 치료되는 병도 있고, 안 되는 병도 있으니까요. 그래서 치매증상을 보이는 환자가 오면 우선 원인을 찾아야 합니다. 나이 들어 생기는 치매는 대부분 노화에 의한 알츠하이머 치매, 뇌혈관 질환과 관련된 혈관성 치매, 기타 퇴행성 치매입니다. 완치가 불가능한 병들이지요. 그래서 일반적으로 치매는 치료가 되지 않는 병이라고 생각합니다. 그런데 최근 노인인구가 급격하게 늘면서 관련 질환이 점점 늘어납니다. 특히 많은 것이 우울증입니다. 원래 우울증은 젊은 사람들에게 많은데, 최근에는 나이 들어 발병하는 경우도 흔합니다. 보통 젊어서 생기는 우울증은 정서적인 색채가 매우 강합니다. 그냥 보아도 우울하다는 걸 알 수 있습니다. "죽고 싶다, 우울하다."고 하지 않아도 주변에서 먼저 정신과에 가보라고 이야기할 정도입니다. 그런데 노인에게 처음 발병하는 우울증은 정서적인 색깔이 없는 경우가 많습니다. 만사를 귀찮아하고 어떤 것에도 흥미를 느끼지 못합니다. "늙으면 죽어야지!"라는 말을 입에 달고 살아도 자살까지 이어지는 경우는 거의 없습니다. 말을 안 하고 표정이 없어지고 매사에 흥미가 없으며 집중하려고도 하지 않아서 인지기능 검사를 하면 정상보다 낮게 나옵니다. 그래서 언뜻 보면 그냥 치매로 진단할 수 있습니다.

1961년 정신과 의사인 카일로(Kiloh)는 우울증이나 다른 정신질환에 의해 마치 치매처럼 보이는 상태를 가성치매(pseudo dementia)[7]라고 하며 이렇게 정의했습니다.

1. 가성치매는 정신과 질환에 의해서 생기는 인지기능장애이다.
2. 인지기능장애는 가역적으로 좋아질 수 있다.
3. 증상은 뇌병변에 의해 생기는 치매질환의 증상과 비슷하다.
4. 뇌 속에서 신경질환이 관찰되지 않는다.

가장 중요한 개념은 가성치매는 치료가 가능한 질환이라는 것입니다. 즉 치매를 일으키는 다른 병과 달리 완치될 수 있기 때문에 놓쳐서는 안 됩니다. 특히 가성치매 중 가장 흔한 우울증은 최근 항우울제의 발달로 치료 효과가 매우 높습니다. 약물이 효과를 보이지 않을 때에도 전기경련요법(ECT, electroconvulsive therapy)으

---

[7] Kiloh, Leslie Gordon. Pseudodementia. Acta Psychiatr Scand 1961;37: 336-351

로 높은 치료 효과를 기대할 수 있습니다. 할머니에게 항우울제를 써서 놀라운 효과를 거둔 것처럼 말입니다. 그런데 한 가지 석연치 않은 점이 있었습니다.

할머니를 1년간 추적했습니다. 할머니는 혼자서 장보기도 하고, 음식도 하며, 일상생활에 거의 문제가 없었습니다. 그러던 중 더 이상 저희 병원에 오지 않았습니다. 다른 병원에서 치료를 받고 있겠지 하고 잊어 버렸습니다. 그런데 2년이 지난 후 가족들이 할머니를 모시고 왔습니다. 1년 전부터 서서히 기억력이 다시 떨어지기 시작했고, 길을 잃으며, 요리를 못하는 등 혼자 있지 못할 정도가 되었습니다. 우울증 재발이 의심되어 인지 검사를 하였는데 그 결과가 이전 결과와 양상이 달랐습니다. 알츠하이머병에서 보이는 특징인 인지기능장애가 나타난 것입니다. 혹시나 해서 항우울제를 늘리고 치매 치료제를 병용했습니다. 하지만 안타깝게도 별 효과를 보지 못했습니다. 결국 환자는 저희 병원에서 6년을 지내다 사망하셨습니다.

사실 처음에 우울증에 의한 치매라고 진단하고 치료하면서도 마음이 걸렸던 것은 모든 검사가 본태성 우울증(다른 기질적 질병에 의하여 이차적으로 생긴 것이 아닌)을 시사했지만, 뇌파 검사에서는 조금 다른 미세한 변화가 있었다는 점이었습니다. MRI 검사가 뇌의 구조(형태)를 보여 준다면, 뇌파는 뇌에서 나오는 전기파, 즉 뇌의 기능을 보는 검사입니다. 보통 우울증은 아무리 심해도 뇌파는 정상 소견을 보입니다. 우울증과 뇌병변을 구분하는 데 유용하고 저렴한 검사지요. 또 한 가지 애매했던 것은 할머니가 젊어서 그렇게 신체적 심리적 고생을 했어도 한 번도 정신과 치료를 받지 않았다는 점입니다. 치매에 의한 대부분의 신경행동증상은 젊어서 생기는 정신과 질환 증상과 미묘한 차이가 있을 수도 있지만 보통 큰 차이가 없습니다. 증상 자체로는 뇌에 실제로 병이 생겨서 생긴 것인지, 정신과 질환에 의한 것인지 구분이 되지 않습니다. 하지만 저는 젊어서 없었던 정신증상이 나이 들어 처음 나타난다면, 인지기능장애나, 운동장애 등 다른 인지신경학적 증상과 같이 나타나지 않는다고 해도 다른 뇌질환의 선행 증상일 가능성이 매우 높다고 생각합니다. 알츠하이머 치매의 전구 증상으로 우울증이 나타나거나, 알츠하이머를 일으키는 뇌병변이 우울증을 유발할 수도 있습니다. 이 할머니는 처음에는 항우울제로 증상이 호전되었으니 항우울제와 관련된 우울증은 분명 있었을 것입니다.

  카일로는 대부분의 치매가 치료될 수 없다는 허무주의를 경계하라며 가성치매의 개념을 강조했습니다. 이런 환자가 상당수 존재하며 놓치면 안 된다고 했지요. 하지만 과학이 발달하면서 가성치매로 진단된 환자들 중 많은 환자에서 알츠하이머병과 유사한 병리를 가지고 있다는 사실이 밝혀졌습니다. 이런 환자들은 열심히 치료해도 완전히 좋아지지 않습니다. 즉 가성치매(pseudo-dementia) 환자 중 많은 경우에는 돌이켜 보면 가가성치매?(pseudo-pseudo dementia?)일 수도 있습니다. 안타깝게 과학은 조금 남아있던 희망까지 싹둑 잘라가는 것 같습니다. 하지만 최근에는 알츠하이머병도 완치를 목표로 합니다. 완치를 위해서는 얼마나 빨리 병을 찾아내느냐가 중요합니다. 나이 들어 젊어서는 없던 정신행동 증상이 나타난다면 알츠하이머 치매나, 파킨슨병 등 퇴행성 뇌질환이 나타나기 전에 비특이적으로 나타나는 전구 증상일 가능성을 생각해야 합니다. 조기 검진도 가능할 수 있습니다. 카일로의 시대보다는 우울증이나 정신질환 약물이 발달하여 증상 치료 역시 도움이 됩니다.

아직도 할머니의 손을 잡았을 때 할머니가 남몰래 흘리던 눈물을 잊을 수가 없습니다. 그것은 알츠하이머병 치매의 전구 증상이 아닌, 힘든 시절에 대한 자그마한 보상이나 마음의 정리일 것입니다. 이제는 할머니도 정말로 편하게 계실 것으로 믿습니다.

Chapter 21
항불안제

장면 1

증례 1. 78세 중등도의 알츠하이머병 할머니는 계속적으로 돌아다니십니다. 조금이라도 제지하면 꼬집고 때리고 소리를 지릅니다. 때때로 심한 공황장애 같은 발작적인 증상도 있습니다. 환자에게 □□□□를 처방한 후에는 불안감도 없어지고 소리치는 것도 많이 호전되었습니다.

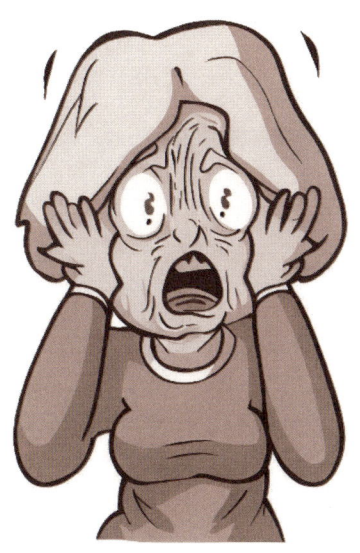

증례 2. 69세 중등도 혈관성 치매 할아버지는 끊임없이 배회하며 틈만 나면 나가려고 합니다. 제지하면 소리를 지르고 심지어 때리려고 합니다. 설득하면 알아듣지만 돌아서면 잊어버리고 계속 공격적인 행동을 보입니다. 기존에 복용하던 □□□□를 중단한 후 공격적인 행동도, 소리치는 것도 많이 호전되었습니다.

장면 2
개그맨 이경규(52)가 얼마 전 뜻밖의 고백을 했다. KBS '해피 선데이-남자의 자격'에서 "공황장애 진단을 받고 약을 먹은 지 4개월 됐다."고 털어놓은 것. 이에 대중은 방송은 물론 사업에서도 승승장구하고 있는 그가 심리적 장애를 겪고 있다는 데 놀라움을 감추지 못했다. 이후 이경규는 한 매체와의 인터뷰에서 지난해부터 원인 모를 가슴 통증에 시달렸고, 초조함과 불안 때문에 서 있기조차 힘들었다고 밝혔다. 처음에는 병원에서도 원인을 찾지 못했지만, 몇 가지 검사를 통해 결국 공황장애 진단을 받았다고 한다.
_출처; 여성동아 2012년 2월 7일 기사

공황장애(panic disorder)는 '심하게 두려워하며(恐) 당황한다(慌)'는 뜻을 지닌 불안장애의 일종으로, 예기치 못한 공황발작이 반복되는 질환입니다. 발작이 시작되면 심한 불안감과 함께 심장이 빠르게 뛰고 호흡이 어려워지며, 어지러움, 파멸감, 심지어 죽음의 공포를 느낍니다. 심각한 신체질환을 암시하는 듯한 증상 때문에 여러 병원을 전전하고서야 정확한 진단을 받는 경우가 많습니다. 공황발작은 돌발적으로 나타나며 죽을 만큼 공포스럽기 때문에 몇 번 반복되면 언제 올지 모르는 발작에 항상 불안해지고, 결국 평소에도 지속적인 불안감이 나타납니다. 연예인 때문에 유명한 병이 되었지만 실제로 연예인에게 이 병이 더 많이 발생하는지에 대한 통계는 없습니다. 다만 직업상 항상 대중 앞에 나서야 하고, 대중의 평가에 민감할 수밖에 없으며 인기에 대한 스트레스가 극도로 높아 공황장애가 더 많이 발생하지 않을까 생각합니다.

치매 환자에서도 불안이 흔히 관찰됩니다. 갑자기 공포를 느끼며 숨쉬기가 어려워지는 공황장애도 많이 발생합니다. 이러한 증상은 한번 발생하면 계속 나타날 수 있기 때문에 약을 복용하게 됩니다. 사실 예전에는 공황장애란 말이 없었습니다. 그냥 불안장애의 일종이라고 생각했습니다. 19세기 말부터 20세기 중반까지는 격동의 세월이었습니다. 수많은 정치사상이 탄생하고, 제국주의가 형성되었으며, 세계대전으로 기근과 대량 살상이 만연했습니다. 생존 자체가 위협받던 시기였습니다. 생존이라는 실질적이고 존재론적인 문제가 사회적으로 원초적 불안을 키운 것입니다. 이러한 상황 속에서 60년대에 최초로 벤조다이아제핀 계열의 항불안제가 개발되었습니다. 이전의 바비튜레이트 계열과는 달리 졸림 등의 부작용이 적고 탁월한 항불안 효과를 보였습니다. 얼마나 효과가 좋았던지 1970년대 초에는 정신과 외래를 찾는 사람의 절반이 이 약을 복용했다고 합니다. 벤조다이아제핀의 결정적인 문제는 의존성입니다. 약을 끊으려고 하면 복용 전보다 더 나쁜 금단증상이 심하게 나타납니다. 결국 1975년 미국 식품의약국(FDA)은 이 약을 엄격하게 규제하기에 이릅니다. 이러한 규제와 사회인식의 변화로 벤조다이아제핀 계열은 제약회사에게 더 이상 매력이 없어졌습니다. 그러던 차에 벤조다이아제핀 계열 중 반감기가 짧은 알프라졸람(alprazolam)이 개발됩니다. 하지만 불안증과 벤조다이아제핀 시장이 포화 상태인데다 사회적 견제까지 받는 상황에서 신약의 판로가 애매했습니다. 이 약을 개발한 회사는 고민 끝에 이 약이 급작스러운 발작이 동반되는 공황장애에 효과가 뛰어난 것에 착안하여 공황장애라는 병을 불안장애에서 독립시켜 새로운 질병으로 분류합니다. 불안에도 효과가 있지만 공황장애에 특화된 약으로 선전한 것입니다. 물론 정신의학적으로 이유가 있어서 새로운 병명을 만들기도 했지만, 제약회사와 정신의학회가 어느 정도 타협을 본 측면도 있다는 뜻입니다. 제약회사는 새로운 시장을 개척하고, 의사는 좀 더 특이적인 약을 투약함으로써 전문성을 인정받고 규제도 피하게 된 것입니다. 물론 이 약이 다른 벤조다이아제핀보다 공황장애에 좀 더 잘 듣지만, 다른 항불안제가 효과가 없는 것은 아닙니다. 또한 이 약도 의존성이 있어 다른 벤조다이아제핀처럼 단기치료 위주로 사용됩니다. 노인 치매 환자에서는 계속 공황장애 유사 증상이 나타날 수 있고, 그 때문에 사고 위험성도 있어 알프라졸람이 필요한 경우가 많습니다. 요즘은 의존성이 떨어지는 항우울제도 많이 쓰지만 이 계열의 약이 필요하면 부작용이 있더라도 사용할 수 있습니다. 노인 치매 환자의 평균 여명이 아주 길지 않다는 점을 고려하면 사실 의존성은 중요하지 않을 수 있습니다. 그보다 다양한 복용약으로 인한 약물 상호작용이나 역설적인 효과(paradoxical reaction)가 더 중요한 문제일 수 있습니다.

위 증례는 실제로 병원에 있었던 일입니다. 괄호 안에 들어갈 말은 무엇일까요?

바로 알프라졸람입니다. 이 약은 벤조다이아제핀 계열의 다른 약과 마찬가지로 강력한 항불안제입니다. 공격성은 대부분 불안과 관련이 있습니다. 그래서 의사들은 공격성을 보이는 치매 환자에서 이 약을 사용하기도 합니다. 첫 번째 증례처럼 효과적으로 공격성이 조절되기도 하지만, 두 번째 증례처럼 역설적으로 공격성을 조장하는 경우도 간혹 있습니다. 문헌은 거의 없지만 개인적인 경험상 나이가 많거나, 과거 공격성을 보이던 환자, 알츠하이머병 환자에서 더 많이 나타나는 것 같습니다. 왜 이런 역설적인 결과가 나오는지는 잘 모릅니다. 한 가지 가설은 불안·위협 체계의 변화 이론입니다.[8] 우리는 어릴 적부터 공격적인 행동을 하면 벌을 받는 다는 것을 배우곤 합니다. 그래서 공격성은 보통 불안을 유발하고 불안은 공격성을 감소시키는 방향으로 행동을 조절합니다. 그런 데 항불안제가 공격성과 연관된 불안을 없애버리면 공격성을 제어 하지 못한다는 것입니다. 특히 알프라졸람처럼 반감기(약물이 체내에서 반으로 줄어드는 시간)가 짧은 약은 역설적으로 공격성과 연관될 가능 성이 높습니다.

모든 약은 효과와 부작용이 있습니다. 동전의 양면과 같습니다. 종종 약에 환자를 맞추는 경우가 있는데, 이는 틀린 방법입니다. 환자에 약을 맞춰야 합니다. 환자를 진단하는 순간 사람은 사라 지고 병명만 남는 경우가 있습니다. 불안, 공황장애, 공격성이라고 증상을 정의하면 기계적으로 항불안제를 처방하는 것입니다. 하지 만 환자가 어떻게 살아왔고 불안이나 공격성이 어떤 의미가 있는 지를 본다면 치료는 정반대일 수도 있습니다. 공격성을 비롯한 치 매 환자의 증상들이 간단해 보여도 매우 복잡할 수 있습니다. 가 능하면 약을 안 쓰거나 최소한으로 적절하게 사용하는 것이 당연

---

8) Hoaken PNS, Stewart SH. Drugs of abuse and the elicitation of human aggressive behavior. Addictive Behavior 2003;1533-1554.

히 도움이 됩니다.

 가끔 친구들과 늦게까지 술을 마시다가 흥얼흥얼 노래를 부르며 귀가합니다. 술을 마시면 힘들었던 일, 불안한 일이 잊히고 마음이 편해지지요. 그럴 때 아내가 눈을 흘기며 "쓰레기나 버리고 오셔."라고 하면 호기롭게 소리칩니다. "가장인 남편한테 무슨 이런 일을…." 그리고는 들어가서 그냥 자버리지요. 다음날 아침에는 혼이 납니다. 무분별하게 항불안제(술)을 마시고 대든 후유증이지요. 그래서 술을 마신 날에는 되도록 아무도 마주치지 않고 들어가 죽은 듯이 자는 척합니다. 이것이 제가 평화롭게 사는 방법입니다.

Chapter 22

킨들(Kindle)

2004년 아마존 창립자이자 최고 경영자인 제프 베조스(Jeff Bezos)는 머리가 아팠습니다. 미래에도 분명 책은 필요하며, 어쩌면 더욱 필요하겠지만 그 소비 형태는 달라져야 한다고 생각했습니다. 그는 더 쉽게 책을 구입하고 더 쉽게 볼 수 있는 전자책 전용 단말기를 만들고 싶었습니다. 암호명 피오나(Fiona)가 그 결실이었습니다. 하지만 피오나를 상품화할 때 어떤

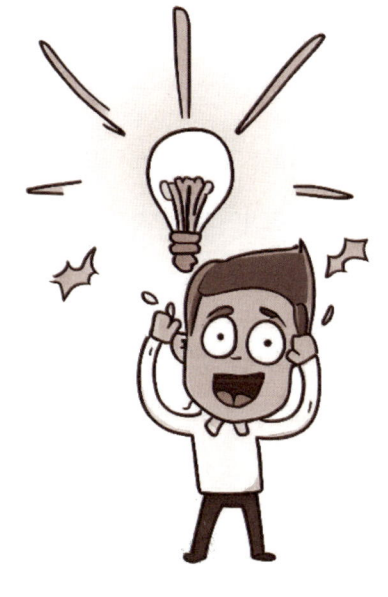

이름을 붙일지가 고민이었습니다. 기술적이거나 상업적인 진부한 단어 대신 창의적인 이름을 쓰고 싶었습니다. 당시 아마존의 그래픽 디자이너 마이클 크로난(Michael Cronan)은 이 문제를 부인인 카린 힙마(Karin Hibma)와 상의하던 중 문득 한 가지 단어를 떠올렸습니다. 전자책 단말기 킨들(Kindle)이 탄생하는 순간이었습니다.[9]

아무리 천재라도 천재적인 발상이 끊임없이 샘솟지는 않습니다. 만유인력을 발견한 뉴턴도 항상 창의적인 생각을 한 것이 아니고 누워서 사과나무를 보다가 사과가 떨어지는 순간에 머리가 번쩍했을 겁니다. 창의성은 불꽃이 번쩍하고 켜지듯 세상에 나오는 것이 일반적인 과정인지도 모르겠습니다. 스스로 창의적이라고 생각하였던 제프나 크로난은 킨들이라는 단어에 정서적으로 크게 공감했을 것입니다. 아마도 독서나 정신적인 즐거움, 흥분의 은유적인 표현이라고 자연스럽게 생각할 수도 있습니다. 하지만 킨들이 처음 출시되었을 때는 그 명칭을 이상하게 생각한 사람도 많았습니다. "Kindle? … 책을 굽나(burning the book)?" 독일어로 아이를 뜻하는 'Kindl'과도 유사해서 독일의 이용자들은 어떻게 불러야 할지 당황하기도 했다고 합니다. 하지만 세상에 나온 지 벌써 10년을 훌쩍 넘긴 킨들은 독보적인 전자책 단말기를 넘어 확고한 브랜

---

9) Friedman, Nancy (December 9, 2008). "How the Kindle got its name". nancyfriedman.typepad.com. Retrieved April 5, 2012.

드나 문화로 자리를 잡았습니다.

킨들을 보면서 조금 다른 생각도 합니다. 발작성 질환(paroxysmal disorder)이란 질환들이 있습니다. 이 병은 평소 문제가 없다가 어느 순간 갑자기 나타나 빠른 속도로 진행합니다. 가장 대표적인 것이 간질, 심장 부정맥입니다. 이러한 병은 증상이 없는 동안에는 살아가는 데 문제가 없습니다. 증상이 없을 때는 일반적인 검사, 예를 들어 간질이라면 뇌파 검사, 부정맥이라면 심전도 검사에서 전혀 이상소견이 없는 수도 많습니다. 하지만 예기치 못한 상황에서 순식간에 병이 진행되어 보통 짧은 시간 동안 증상이 나타나다가 저절로 사라지는 경우도 많지만, 때로는 심각한 결과를 보일 수 있습니다. 간질환자의 경우에 운전 중에 갑자기 발작이 시작되면 미처 차를 세우지도 못하고 의식을 잃어 2차 사고를 일으킬 수도 있습니다. 심각한 부정맥의 경우, 심장이 순간적으로 기능을 상실하여 의식을 잃을 수 있을 뿐만 아니라, 외상이나 죽음으로도 이어질 수 있습니다. 일단 증상이 시작되면 특수한 의료시설이나 장비가 없으면 멈추게 하는 것이 어렵습니다. 간질은 대부분 몇 분 정도 지속되며 저절로 서서히 증상이 가라앉지만, 발작 후에도 수면이나 의식의 혼탁이 한동안 지속됩니다. 문제는 발작이 멈추더라도 뇌가 조금씩 손상되고, 이러한 일이 반복되면 결국 뇌에 심각한 문제를 남긴다는 겁니다. 따라서 발작성 질환은 예방하는 것이 중요합니다. 갑자기 생긴다고 하지만 계속 증상을 겪다 보면, 환자들은 대부분 어떤 특정 상황이 발작을 일으키며, 이 병의 전조 증상도 있다는 것을 알게 됩니다. 예를 들어 잠을 자지 못하거나, 피곤하거나, 술을 마시거나, 특정한 환경에 노출될 때 발생합니다. 어떤 특정한 상황이 균형을 이룬 뇌세포를 자극하여 폭발적으로 뇌세포에 이상 전류를 형성하는 것이 간질입니다. 균형을 이룬 뇌세포에 불을 붙이는 것, 이것을 점화현상(kindling)이라 합니다. 정확하게 비유하기는 힘들지만 균형을 이룬 뇌세포에 뭔가 자극이 일어나고, 이로 인해 특정 세포들이 갑자기 폭발적으로 활성화되면서 막혔던 문제가 한번에 풀리는 것이 창의적인 사고 과정이 아닐까 생각해 봅니다. 간질환자에서 점화현상은 갑자기 발작을 극적으로 증폭하기 때문에 매우 위험합니다. 신경세포들이 과도하게 방전하지 않도록 뇌세포를 안정시켜야 합니다. 이를 위해 사용되는 것이 항간질제제입니다. 항간질제제는 정상적인 뇌에는 거의 영향을 주지 않지만 외부로부터 뇌세포가 자극되어 병적인 점화현상을 일으키지 않도록 하고, 일단 발작이 시작되더라도 다른 신경세포로 퍼지지 않도록 하여 더 큰 발작과 2차 사고를 예방합니다. 간질이나 부정맥처럼 극적이지는 않지만 발작적인 현상은 일상에도 많이 일어납니다. 영화를 보다 별안간 통곡을 하거나, 별로 신통치 않은 내용에도 발작적으로 웃는 경우가 그렇습니다. 하지만 이러한 경우는 대부분 심하지 않고 심해지면 자신이 즉각 행동을 수정하여 크게 문제가 되지는 않습니다.

치매 환자를 간병하다 보면 가장 어렵고 힘든 일 중에 하나가 발작적으로 화를 내거나 폭력을 휘두르거나 욕을 하는 겁니다. 일단 시작되면 굉장히 멈추기 어렵습니다. 때로는 가위나 칼로 위협하는 경우도 있습니다. 전형적인 발작성 질환보다 더 오래가고 더 큰 위협이 됩니다. 치매 환자에서 왜 발작적 증상이 자주 심하게 일어나는지 잘 모릅니다. 아마도 다른 발작성 질환처럼 순간적으로 세포 균형이 깨지는 것이 아닌가 추측됩니다. 간질과 같은 발작성 질환으로 생각하고 신경을 안정시키는 카바마제핀, 페니토인, 오르필처럼 전형적인 항간질제제를 사용하기도 하고, 실지로 효과를 보기도 합니다. 다만 이런 약은 전형적인 정신병 증상, 예를 들어 망상, 환각 등에는 효과가 없기 때문에 만약 이런 증상을 동반한 공격성 등에는 효과가 없습니다. 보통 전형적 항정신병 약물보다 비교적 부작용이 적어 잘 사용하면 정신행동 증상 조절에 도움이 되고, 병용하여 사용하면 항정신병 약물의 용량을 줄여 주기도 합니다. 물론 모든 약은 부작용이 있으므로 이런 약들을 사용할 때는 지속적으로 관찰해야 합니다. 또한 여러 약을 병용 사용할 때는 약물 사이의 상호작용을 고려해야 합니다.

대한민국에서도 초에 불을 켜는 킨들링(kindling)이 있었습니다. 한 자루 초에서 시작된 불꽃이 수많은 초로 옮겨 갈 때의 파괴력은 가공할 정도였습니다. 이것이 창의적이고 미래 지향적인 킨들링이었는지, 파괴적이고 병적인 것인지는 시간이 지나 봐야 알겠지요. 한 가지 분명한 것은 좋든 싫든 킨들링이 세상과 인간을 변화시킨다는 것입니다.

Chapter 23

수면

 미 항공우주국(NASA)은 2035년 유인(有人) 화성 탐사를 계획하고 있다. 화성을 오가는 데 걸리는 시간은 대략 520일 정도로 추산된다. 1969년 아폴로 11호가 발사 8일 만에 최초로 달에 발을 디딘 뒤 지구에 돌아온 것에 비하면 엄청나게 긴 시간이다. 이를 모의 실험하기 위한 1년 반 동안 우주선 모형에서 생활한 참가자들이 만성 불면증에 시달리며 수면 주기가 25시간으로 바뀌기도 했다.
 - 2018년 3월 30일 조선비즈 〈화성까지 왕복 520일… 수면장애·우주 입자가 걸림돌〉 기사 중

 과학이 발전하면서 꿈같던 일들이 가능해집니다. 그중 하나가 달을 넘어서 다른 행성에 사람을 보내는 계획입니다. 갈수록 심해

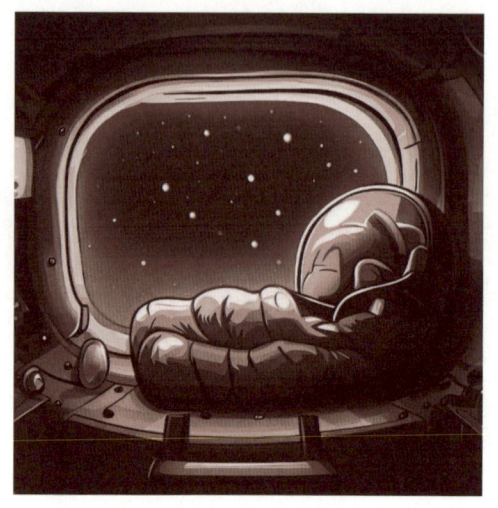
지는 세계적인 문제들을 지구에서만 해결하기 어려울 수도 있으니 바깥으로 눈을 돌리는 것입니다. 하지만 기술에 앞서 사람에 대한 이해가 있어야 합니다. 화성을 오가는 데 걸리는 시간이 500일이 넘는데, 이것은 비좁고 어두운 공간에서 500일 넘게 살아야 한다는 뜻입니다. 극심한 스트레스도 문제지만 또 하나 심각한 것은 수면입니다. 사람을 포함한 대부분의 생물은 일주기 리듬(circadian rhythm)이 존재합니다. Circadian은 라틴어로 circa(대개, 대강)와 dies(1일)의 합성어이며, 독일의 생물학자 핼버그가 처음 사용한 말이라고 합니다. 이 리듬은 외계의 일주성(日周性) 리듬과 다른 생득적(生得的)·내적(內的) 체내시계 같은 것으로 세포의 대사 리듬에 기초를 둔 것으로 보입니다. 대부분 햇빛과 관련이 있어 겨울과 여름에는 우리가 자고 깨는 시간이 다르게 됩니다.

1989년 3월 8일 9시 50분, 국내 최초로 사람의 이름을 딴 쇼 프로그램 〈자니윤 쇼〉가 시작되었습니다. 당시 큰 반향을 일으켰는데, 무엇보다도 성(sex)을 유머의 요소로 적극적으로 도입했기 때문입니다. 그러나 방송관계자들에게 더 큰 충격은 시청률이었습니다. 당시에는 대부분 사람들이 그 늦은 심야(?)에 오락 방송을 보는 사람이 있으리라고 생각하지 않았습니다. 9시 뉴스가 끝나면 공익광고로 '어린이 여러분 잘 시간입니다.'라는 광고가 나올 때였습니다. 그러면 어린이뿐 아니라 어른들도 하루를 정리하고 불을 끄는 집이 많았습니다(당시 출산율이 높은 이유도 조금은 관계가 있을 것입니다). 이 방송 이후 방송국은 10시 이후에도 많은 사람이 자지 않는다는 것을 깨달았고 더욱 다양한 장르의 방송을 심야에 배치하게 되었습니다. 농경시대에는 해가 지면 자고 해가 뜨면 일어났지만, 조명의 발달이 생물학적인 일주기 리듬조차 바꾼 것입니다.

 생체주기에 일시적이고 작은 변화가 아닌 길고 근본적인 변화가 오면 어떻게 될까요? 우주 생활을 하면 처음에는 지구의 생체리듬을 유지하지만 점차 수면 시간이 길어지고, 수면의 질이 저하되며, 불면 등 수면장애를 겪을 가능성이 매우 큽니다. 생체리듬에 가장 큰 영향을 주는 것은 빛입니다. 빛은 생체시계에 관여하는 시상하부 시교차 상부핵(hypothalamic suprachiasmatic nuclei)에 영향을 주어 생체시계를 재조정합니다. 어두워지면 멜라토닌이라는 물질이 분비되어 잠을 유도합니다. 멜라토닌과 관계되는 것이 운동과 햇빛, 특히 자외선입니다. 왜 이런 일주기 리듬이 필요한지는 정확하게 알려져 있지 않습니다. 진화 과정에서 빛을 피해서 해야 할 일들이 있었겠지요. 낮에 하기 어려운, 밤에 은밀히 해야 할 일, 예를 들어 자외선에 취약한 유전자 증식 등의 진화 과정에 유리했을 것입니다.

하지만 불규칙한 취침-각성장애(irregular sleep-wake disorder)가 우주인에게만 있는 것은 아닙니다. 치매 환자의 보호자들이 가장 많이 호소하는 것은 인지기능장애가 아니라 밤에 잠을 자지 않는 것입니다. 주로 밤에 돌아다니고 자더라도 토막잠을 자며 꿈을 꾸기도 합니다. 대신 낮에는 꼬박꼬박 잠을 자지요. 보호자는 피곤해서 죽을 지경입니다. 낮에 힘들더라도 밤에는 좀 쉬어야 하는데 환자가 잘지 안 잘지 예측할 수가 없는 겁니다. 특히 알츠하이머 치매 환자는 시상하부 시교차 상부핵 부위에 독성 아밀로이드 단백질의 침착이나 퇴화로 더 심한 수면장애를 겪을 수 있습니다. 또한 치매 환자에서는 뇌가 아닌 이차적인 질환에 따른 수면장애도 매우 많습니다. 치매가 없더라도 나이가 들수록 치매 외에도 수면과 연관된 다양한 질환이 같이 있을 가능성이 매우 높습니다. 때로는 우울해서, 때로는 다른 병 때문에, 때로는 약의 부작용 등으로 수면장애가 생길 수 있습니다. 따라서 치매를 앓는 부모님이 잠을 자지 못하면 수면제를 쓰기 이전에 이차적인 원인을 잘 찾아보아야 합니다.

87세 된 할머니가 5년 전부터 치매증상이 있었는데, 2년 전부터 심한 수면장애와 그로 인한 여러 가지 문제가 생겼습니다. 수면장애의 가장 좋은 치료법은 야외에서 햇볕을 쬐는 것이므로 열심히 산책을 시켰지만 효과가 없었습니다. 수면제 사용을 고민했지만 정작 문제는 다른 곳에 있었습니다. 무엇일까요? 할머니는 고학력자이고 치매가 걸린 후에도 책을 많이 보셨는데, 언제부터인지 책을 잘 안 보십니다. 물론 치매는 언어기능에 영향을 주기 때문에 일반적으로 책을 내려놓게 됩니다. 하지만 환자는 밝은 곳보다 오히려 약간 어두운 곳에서 책을 조금씩 보십니다. 혹시나 해서 안과 검사를 하니 심한 백내장이었습니다. 바로 백내장 수술을 했고, 수술 후 사물을 잘 볼 뿐 아니라 놀랍게도 이전보다 훨씬 잠을 잘 자게 되었습니다. 왜 그럴까요? 일주기 리듬에서 중요한 것이 파장이 380~500나노미터 사이인 청색광(blue light)인데, 심한 백내장은 청색광을 주로 차단한다고 합니다. 방에 항상 두꺼운 커튼을 친 것처럼 햇빛에 의한 자극을 받을 수가 없는 것입니다.

나레이션: 엄마가 되어서야 알았습니다. 엄마는 아파도 말하지

않는다는 것을….

"엄마, 아 해봐, 아…."

나레이션: 지금 부모님의 치아를 살펴 봐주세요. "아- 해 봐!"는 사랑입니다.

모 임플란트 광고입니다.

구강만 볼 것이 아니라, 잠을 못 주무시는 부모님이 계시다면 수면제 처방을 받기 전에 눈도 한번 살펴보세요. 그 눈에 자신의 모습이 비치지 않으면, 부모님의 깊이가 보이지 않으면, 무언가 놓치는 것일 수 있습니다. 위 광고대로 한다면 눈을 보는 것은 사랑입니다.

Chapter 24

밤에 잠이 그를 사로잡을 수 있다면…

"누군가 낮 동안에는 늘 눈물을 흘리고 마음이 천 근 같이 무겁더라도 밤에 잠이 그를 사로잡는다면 그래도 참을 수 있는 불행이지요. 잠은 눈꺼풀을 덮어 선한 것, 악한 것, 모든 것을 잊게 하는 것(Sleep covers your eyes Good, evil, forgetting everything)."

_호머의 오딧세이 중

2009년 6월 25일, 미국 로스앤젤레스에서 팝의 황제 마이클 잭슨이 50세의 나이로 사망했습니다. LA카운티 검시소는 그가 오후 2시 26분에 사망했다고 발표했지만, 자택에 의료진이 도착했을 때 이미 맥박과 호흡이 끊어져 있었으므로 실제 사망한 시각은 그보다 이를 것으로 추정되었습니다. 재판에서 검찰은 잭슨의 사망

직전 생생한 목소리가 담긴 비디오를 공개했습니다. 아동병원을 짓겠다는 계획과 엘비스 프레슬리나 비틀즈보다 더 큰 업적을 남기겠다는 포부를 밝히며 어느 때보다 왕성한 활동 의지를 보였다고 합니다. 그러던 사람이 왜 사망했을까요? 콘서트 준비로 불면증을 호소하던 잭슨은 마취제를 투여해 줄 의사를 찾던 중 머레이 박사를 개인 주치의로 고용했습니다. 그날 밤, 머레이 박사는 수면안정제제인 로라제팜과 미다졸람, 바륨 등을 주었지만 잭슨이 잠을 이룰 수 없다고 호소하자 결국 25밀리그램의 프로포폴을 투여했습니다. 그는 처방을 주저했지만 잭슨이 강력히 요청하여 할 수 없이 투여했다고 증언했습니다.

호머의 오딧세이에서 인용한 구절처럼 낮에 아무리 힘들고 어렵고 구차한 일이 있더라도 밤이 자신을 사로잡는다면 모두 잊고 쉴 수가 있습니다. 하지만 수면을 빼앗긴다면 쉴 공간이 없습니다. 오딧세이에는 다음과 같은 구절도 있습니다. "숙면은 맛있고 심오하며 죽음의 다른 면이다(Sleep, delicious and profound, the very counterfeit of death)." 실감나는 말입니다. 불면인 사람은 필사적으로 수면을 찾고, 이룰 수 없다면 죽음을 불사할 수도 있지요. 그러므로 수면건강이 매우 중요합니다. 수면장애는 특별한 2차적 원인이 없어도 올 수 있습니다. 특히 노화나 치매는 수면을 유도하는 신경중추를 손상시키므로 불면, 일주기의 변화, 숙면부족, 토막잠, 밤낮의 바뀜 등 수면과 관련된 여러 가지 증상이 나타납니다.

대뇌에는 많은 신경전달물질이 있습니다. 이들 중 일부는 뇌를 흥분시켜 특정 동작이나 행동을 유도합니다(임상적으로 흥분 상태가 지속되면 충동조절 곤란, 흥분, 불안, 불면 등이 생깁니다). 하지만 과도한 흥분이나 일이 계속되면 뇌 자체에 문제가 되기 때문에 뇌를 안정시켜야 합니다. 뇌를 안정시키는 역할을 하는 것이 억제성 신경전달물질입니다. 인간에서는 가바(GABA, gamma-aminobutyric acid)라고 불리는 아미노산이 이런 역할을 합니다. 가바 수용체가 자극이 되면 뇌는 점차 진정되면서 불안, 흥분, 불면 등이 사라집니다. 가바 수용체에 작용하는 약은 바비튜레이트(barbibutrates), 벤조다이아제핀(benzodiazepine), 최근에 개발된 z-drug이라 불리는 계열의 약 등이 있습니다. 과거에는 바비튜레이트 계열을 많이 사용했습니다. 저용량에서는 벤조다이아제핀 계열과 마찬가지로 가바 수용체의 측면에 붙어 가바의 기능을 향상시키지만, 고용량이 되면 가바 수용체에 직접 작용하여 심각한 부작용을 일으킬 수 있습니다. 따라서 이제는 아주 제한적으로 사용합니다. 벤조다이아제핀 계열 역시 의존성이라는 부작용 때문에 짧은 기간 동안 최소 용량으로 사용합니다. 졸피뎀과 같은 z-drug들은 벤조다이아제핀과 같은 수용체에 작용하지만 화학적 구조가 전혀 다릅니다. 벤조다이아제핀 계열의 약에 비하여 작용 시간이 짧고 부작용이 적어 많이 처방됩니다. 하지만 용량이 올라가면 벤조다이아제핀과 같은 약리적 특성을 가지게 되어 벤조다이아제핀에서 보이는 다양한 부작용이 나타날 수 있기 때문에 주의하여야 합니다. 특히 알코올과 같이 복용하면 치명적일 수 있습니다. 원칙적으로 수면제는 단기간 처방 후 중단하는 것이 옳지만 치매 환자는 상당 기간 사용할 수도 있으므로 약의 효과와 부작용에 대해서 주의해야 합니다. 또 하나의 문제는 가바 수용체에 작용하는 약들을 노인에게 사용하면 치매 발생 위험을 증가시킬 수 있다는 것입니다. 이미 알츠하이머병을 앓고 있는 사람에서는 증상을 더 악화시킬 수 있다고 합니다. 확실히 치매 환자에게 이런 약들을 쓰면 기억력을 포함한 인지기능이 더 떨어지는 수가 많습니다. 왜 그런지는 정확하게 모르지만 인지자원 보유(cognitive reserve)에 영향을 준다는 가설이 가장 유력합니다.[10] 인지자원 보유 가설은 교육을 많이 받은 사람일수록 뇌신경구조에 화학적 변화가 일어나 더 많은 신경 시냅스가 형성된다는 것입니다. 그러면 어떤 부위에 뇌손상이 와도 우회하는 뇌신경구조가 형성되어 병적 증상이 나타나지 않게 할 수 있다는 것입니다. 그런데 가바 수용체 작용제는 우회 신경구조의 활성화를 방해하

---

10) Pariente A, De Gage SB, Moore N, Be´gaud B. The benzodiazepine-dementia disorders link: current state of knowledge. CNS Drugs. 2016;30(1):1-7.

기 때문에 인지기능 손상을 보상하기 어려워 더 많은 증상을 보인다는 것입니다. 따라서 이러한 약물은 필요할 때만 단기적으로, 즉 3개월 이내로 사용하는 것이 권장됩니다.

하지만 치매가 중등도 이상 진행된 환자나 환자를 보는 의사 입장에서는 가바 수용체 작용제의 사용기간이나 용량을 꼭 지켜야 할지 의문입니다. 예전에는 암환자에게 마약을 처방할 때 부작용을 우려하여 엄격하게 규제했지만 요즘은 약의 용량을 유연하게 사용합니다. 살 수 있는 시간이 얼마 남지 않은 사람이라면 현재의 통증이 치료해야 할 가장 중요한 증상이지요. 마찬가지로 중등도 이상 진행된 치매 환자가 필사적으로 잠을 원하는데 전체적인 인지기능에 미치는 영향이 중요할까요? 우리는 여기서 또 선택의 문제를 마주합니다.

무지개 너머 저 높은 곳 어딘가에
자장가에서 들어본 적 있는 땅이 있죠
무지개 너머 하늘이 파랗게 물든 어딘가에
그리고 당신이 꿈을 꾸면
반드시 이뤄지죠‥‥‥‥

영화 "오즈의 마법사(The Wizard of Oz, 1939)"에 삽입된 "Somewhere

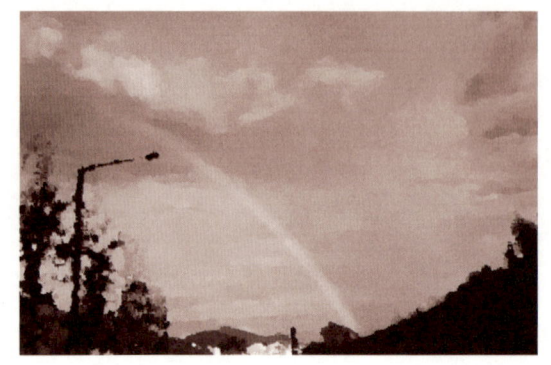

Over The Rainbow"는 주디 갈란드의 대표곡입니다. 이 노래에는 1930년대 미국의 시대상이 그대로 담겨있습니다. 1929년 대공황이 터지면서 경제가 파탄이 나 길고 어두운 불황기를 견뎌야 했던 미국인들은 누구나 그 우울한 시기가 빨리 끝나기를 바랐습니다. 하지만 이 노래가 전 세계에 유행하게 된 것은 전쟁 덕(?)입니다. 2차 세계대전 초기 미국은 중립을 지켰으나 결국 1942년 참전하게 됩니다. 수많은 청년들이 유럽 전선으로 차출되어 죽음을 넘나드는 전장으로 내몰립니다. 어두운 밤, 황량한 전선의 참호 속에서 담배 한 대를 물 때 싸늘한 공기를 뚫고 흘러나와 시름과 흥분과 불안을 가라앉혀 주던 이 노래는 결국 미국의 상징이 되었지요. 치매에 걸리신 부모님들은 오늘 하루도 치열한 전쟁을 치렀는지 모릅니다. 이 노래처럼 짧은 순간이라도 마법 같은 휴식이 펼쳐지면 좋겠습니다. 약이든, 따뜻한 마음이든….

Chapter 25

각성제 혹은 흥분제

85세가 된 할아버지가 다발성 뇌경색으로 병원에 입원하였습니다. 다발성 뇌경색이지만 큰 경색은 아니며 병변도 많지도 않아 걷거나 언어를 이해하거나 말을 하는 데 문제는 없습니다. 그러나 좀처럼 눈을 마주치지 않고 말도 거의 하지 않습니다. 가족이 말을 걸어도 짧게 대답만 합니다. 손자가 좋은 대학에 합격을 해도, 딸이 아파서 병원에 가도 감정의 변화가 보이지 않습니다. 그러니 환자의 참여가 필요한 물리치료나 인지치료에도 협조가 되지 않습니다. 제가 안부를 물어보면 '나는 죽었어.'라고 대답합니다. 가족들은 너무 속이 상합니다. "선생님, 어떻게 안 될까요?"

한 달 후 병원에서 퇴원한 딸이 아버지를 찾아왔습니다. "아버지, 잘 계셨어요?" 순간 할아버지는 딸의 눈을 보면서 말합니다. "많이 아팠다며? 지금은 안 아프니…?" 순간 딸은 눈물을 참을 수 없었습니다. 부녀가 눈을 마주치며 감정을 공유한 것이 얼마 만인지 모릅니다. 다시 한 달이 지났습니다. 할아버지는 자꾸만 가족에게 전화를 걸어 달라고 합니다. 누군가 재산을 훔쳐가는데 빨리 경찰에 신고해야 한다는 것입니다. 하루에도 수십 차례 전화를 요구하고 안 해 주면 소리를 지르기도 합니다. 가족들도 점차 지쳐갑니다.

일상에서도 '사이코'라는 말이 흔하게 사용됩니다. 사실 사이코란 정신증을 뜻하는 굉장히 무서운 말인데 무심코 사용되곤 합니다. 정신증은 현실과 동떨어진(loss of contact with reality) 비정상적 정신 상태입니다. 이것은 병명이 아니라 증상을 설명하는 용어입니다. 주로 조현병(정신분열병)이나 양극성장애 등 심한 정신질환에서 나타납니다. 정신증의 증상은 사고, 감정, 행동 영역에서 다양하게 나타나지만 크게 양성증상(positive symptoms)과 음성증상(negative symptoms)으로 구분합니다. 양성증상은 환자의 경험에서 추가되는 증상입니다. 전에는 없었던 망상, 환각, 환청, 소리침(shouting), 폭력(acting) 등입니다. 의사들은 '떠있는 증상'이라고 비유적으로 말하기도 합니다. 반면 음성증상은 말수의 감소, 감정 변화의 감소, 무관심, 욕망의 감소 등 기존에 있던 것이 없어지거나 줄어드는 겁니다. '가라앉는 증상'이라고도 합니다. 치매 환자는 대부분 양성증상 때문에 병원에 옵니다. 소리치고, 뭔가 보인다 하고, 부인이 바람을 피운다며 눈에 핏발이 서고, 폭력을 행사하고, 아주 시끄럽게 굽니다. 이런 증상들은 보호자에게는 매우 힘들지만 의사 입장에서는 오히려 수월한 경우가 많습니다. '떠 있는 증상'을 낮추는 약은 많이 개발되어 있고 치료 효과도 극적인 경우가 많기 때문입니다. 음성증상은 보호자가 덜 힘들다고 느껴질 수도 잇지만 오히려 아주 치료가 어렵습니다. 말을 안 하고, 감정 변화가 없고, 움직이려 하지 않고, 종국에는 식사도 안 하려고 하여 영양결핍이나 사망으로까지 진행할 수 있습니다. 음성증상의 다른 원인을 추적하다 대사성 질환, 우울증, 무감동증, 파킨슨병 등 다른 질환이 발견되어 치료받고 좋아지는 경우도 있습니다. 하지만 구체적인 원인이 없는 음성증상은 치료가 쉽지 않습니다.

우선 흥분제(각성제, stimulant)를 사용할 수가 있습니다. 흥분제라고 하면 대부분 마약처럼 환각을 일으키거나, 성적 흥분제가 연상되어 거부감이 듭니다. 하지만 대표적인 흥분제는 커피, 담배처럼 흔히 사용되는 물질입니다. 이들은 흥분 효과는 약하지만 조절 가능한 것들입니다. 좀 더 나가면 흔히 필로폰(히로뽕)이라고 부르는 메스암페타민(methamphetamine)이 있습니다. 집중력과 업무 효율을 높여주어 힘든 일을 하는 사람들이 선호하는 경향이 있습니다. 하지만 중독성이 심하며 장기간 사용할 경우 환각, 혈압 상승 등 다양한 부작용이 있기 때문에 우리나라에서는 마약으로 취급하여 금지합니다.

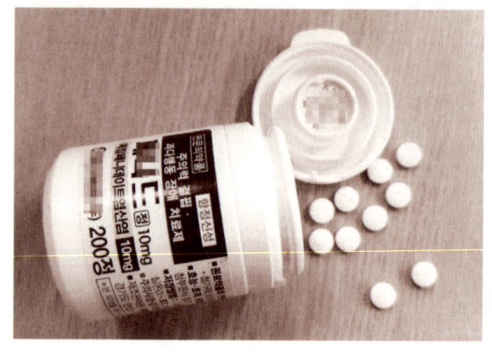

식당에 가면 정신없이 뛰어다니는 아이들이 있습니다. 이들 중 상당수가 주의력결핍 과잉행동장애로 진단받기도 합니다. 개인적인 생각으로는 '부모예절교육결핍 증후군'이나 '내 아이 기죽이지마 증후군' 같지만 말입니다. 그런데 이렇게 양성증상을 보이는 아이들에게 메스암페타민과 유사한 메틸페니데이트라는 약을 사용하면 증상이 완화됩니다. 메틸페니데이트는 도파민 수용체와 노어에피네프린 수용체에 작용하여 뇌 속의 도파민과 노어에피네프린을 증가시킵니다. 도파민은 주로 보상기전, 집중력 등과 관련되어 있습니다. 그런데 치매 환자 중 음성증상이 심한 환자에서도 이 약이 효과가 있는 경우가 있습니다. 특히 뇌의 앞쪽인 전두엽 기능 이상으로 인한 음성증상, 구체적으로 무감동증 환자에게 효과가 있습니다.[11] 도파

---

11) Dolder CR, Davis LN, McKinsey J. Use of psychostimulants in patients with dementia. Ann Pharmacother. 2010 Oct;44(10):1624-32.

민 양을 증가시키지만 메틸페니데이트는 메스암페타민과 기전이 다르기 때문에 중독성이나 부작용이 덜해서 많이 사용됩니다. 하지만 신경자극제이기 때문에 어느 순간 환자가 '뜰' 수 있습니다. 특히 양성증상이 숨어 있는 경우에 그렇습니다. 위에 기술한 환자도 처음에는 아주 효과가 좋았습니다. 하지만 점차 양을 늘리자 음성증상 밑에 숨어 있던 양성증상이 드러났습니다. 결국 보호자도 저도 지치고 말았습니다. 약을 끊었는데도 상당 기간 동안 환자는 사람을 의심하며 공격적이었습니다. 이후 갑자기 증상이 가라앉았습니다. 다시 말도 없어지고 무감동 상태로 돌아갔지요. 투약을 다시 시작하고, 늘리고 다시 줄이는 등 아주 힘든 과정을 겪었습니다(세세한 과정은 생략하지만 죽을 만큼 힘들었지요). 결국 처음만큼 좋아지지는 않았지만 보호자와 대화나 감정을 교류할 정도는 되었습니다. 더 이상의 증량은 주저하고 있습니다.

Tipping point(티핑포인트) - 작은 변화들이 어느 정도 기간을 두고 쌓여, 이제 작은 변화가 하나만 더 일어나도 갑자기 큰 영향을 초래할 수 있는 상태가 된 단계(네이버 어학사전)

2002년 개봉된 크리스 웻지 감독의 〈아이스 에이지〉는 도토리를 차지하려고 필사적으로 뛰어다니던 다람쥐가 빙하에 도토리를 박는 순간 빙하 전체가 무너지는 장면으로 시작합니다. 이것이 '티핑포인트'입니다. 아주 조그만 충격에도 급격하게 변화하는 지점을 일컫지요. 이 용어는 물리학에서 처음 사용되었지만 이제는 사회학이나 역학, 경제학 등에서도 다양하게 쓰입니다. 티핑포인트는 환자에게도 나타날 수 있습니다. 위 환자처럼 어떤 용량까지는 아주 좋은 경과를 보이다가, 아주 소량 약을 증량했는데도 걷잡을 수 없는 증상들이 생기는 것입니다. 정신과 질환에서도 나타납니다. 우울증상이 심한 양극성장애 환자가 약물치료 후 좋아졌다고 방심하다가 조증으로 가면 환자나 보호자가 훨씬 힘들 수 있습니다. 그런데 티핑포인트의 변화가 약 용량을 변경하지 않아도 생길 수 있습니다. 환자가 탈수되었거나, 이 약물의 대사에 영향을 미치는 다른 약을 복용하는 등 신체 상태가 변하면 같은 용량이라도 환자 상태를 급격하게 변화시킬 수 있습니다. 따라서 약을 쓸 때는 환자의 상태를 끊임없이 관찰하여 균형추가 어디로 움직이는지 보고 선제적으로 대응해야 합니다.

어느 날 집에 들어가니 아내의 얼굴이 좋지 않습니다. 아뿔싸! 회식했던 80만 원 카드 영수증을 들고 있었습니다. 조용히 눈치를 보면서 식사합니다. 숨을 죽이고… 무사히 식사가 끝나고 순간적으로 긴장이 풀립니다. 조용히 물어봅니다. "저녁에 치맥이나 할까? 내가 카드로 긁을 게." 갑자기 아내가 소리칩니다. "아니 그렇게 카드 긁고 와서 또 카드를 긁냐!" 그냥 잠이나 잘 걸. 만 오천 원 더 쓴다고 했다가 그만 티핑포인트에 걸려 버렸습니다. 세상이 다 지뢰밭 같습니다. 어디에서 터질지 모르는.

Chapter 26

위약

"선생님, 잠이 안 와요. 약 좀 주세요."

"할머니 이미 수면제가 많이 들어가 있어 더 이상은 위험해요!"

"그러지 말고 약 좀 줘요…."

치매로 입원하신 할머니와 실랑이를 합니다. 옆에 있는 간호사는 안타까운 표정으로 '그냥 빨리 약을 주지.' 하는 표정을 짓습니다. 심각한 고민 끝

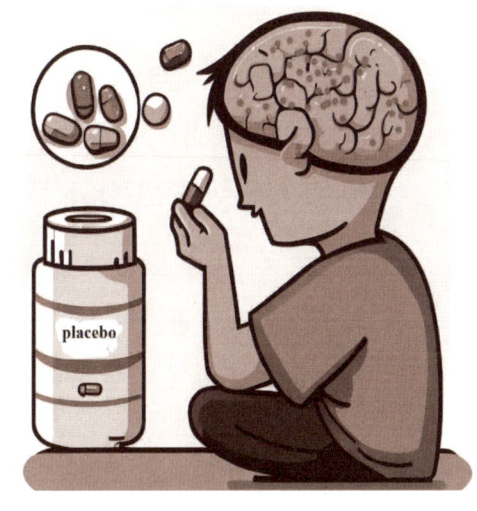

에 "할머니, 오늘만 드리고 내일부터는 안 됩니다."라고 합니다. 곧 간호사가 약을 줍니다. 할머니는 약을 드시고 10분도 지나기 전에 코를 골며 주무십니다. 어둠이 더욱 깊어지고 힘들었던 하루도 막을 내립니다.

제가 할머니에게 드린 약은 소화제입니다. 문제는 할머니가 이 소화제에 중독이 된 것입니다. 잠, 불안, 통증과는 전혀 관계없는 소화제가 수면제나 항불안제 같은 효과를 나타내는 겁니다. 이른바 '위약(placebo) 효과'입니다. Placebo란 라틴어를 영어로 표현하면 "I shall please", 즉 '나는 기쁘다'라는 뜻입니다. 위약은 전혀 치료 효과가 없다고 생각되는 물질이나 행위가 치료 효과를 보이는 것을 말합니다. 이 효과는 단지 심리적인 것이 아니고 실제로 몸의 변화를 일으킵니다. 모든 환자, 모든 증상에서 효과가 나타나지는 않지만 통증, 우울증, 불안, 수면 등 다양한 증상에서 매우 많은 환자에게 효과를 보입니다. 위약 효과는 과량 투여로 인한 사고도 거의 없고, 값도 저렴하고, 사용하기 쉬우므로 오래 전부터 많이 사용되고 있습니다. 중세 교회에서도 위약이 많이 사용되었다고 합니다. 당시에는 악마를 구별하는 것이 중요했습니다. 이상한 행동을 보이는 사람, 즉 악마에 홀렸다고 생각되는 사람에게 가짜 성물을 주고 관찰하였습니다. 이때 증상이 심해지면 그 증상은 악마에 의한 것이 아니라고 생각했습니다. 병원에서도 가끔 비슷한 일을 봅니다. 응급실에서 계속 경련(혹은 이상운동장애)을 일으키는데 아무래도 진짜 병이 아니라고 의심될 때 맹물을 경련약(간질약)이라고 주사하면 바로 가라앉는 경우가 있습니다. 즉 위약은 진단과 치료에 두루 사용됩니다. 위약은 먹는 약, 주사, 심지어 가짜 수술에 이르기까지 다양한데 치료 방법이 복잡하고 어려울수록 효과가 있다고 합니다. 따라서 수술이 가장 큰 효과를 냅니다. 위약이 효과를 보이려면 어떤 치료 행위가 긍정적인 효과를 준다는 기대가 있어야 합니다. 이러한 기대는 주로 과거의 경험(근육 진통 주사를 맞았더니 통증이 사라졌다든지), 그럴듯함, 또는 권위 등이 있을 때 더 큰 효과를 발휘합니다.

위약 효과는 인간의 정신이 몸에 어떤 영향을 주는지 보여주는 예입니다. 강력하고 긍정적인 기대가 있다면 상당히 많은 질병이 스스로 치유되거나 호전될 수 있다는 것입니다. 통증에 위약을 투여한 후에 검사를 해보면 실제로 뇌에 엔도르핀의 증가, 도파민과 같은 화학물질의 증가가 일어납니다. 이러한 이유로 많은 의사들이 알게 모르게 위약을 사용합니다. 너무나 쉽고 강력하며 돈도 안 들고 부작용도 없다고 생각하기 때문입니다. 그렇다면 위약은 과연 마음대로 사용해도 될까요? 우선 아주 드물지만 꼭 부작용이 없는 것은 아닙니다. 첫째, 약을 끊을 때 위약도 금단증상이 있을 수 있습니다. 둘째, 위약과 연상되는 약의 부작용이 같이 있을 수 있지요. 예를 들어 진통 마약제인 모르핀을 주어도 효과가 미진하여 두 번째로 위약을 주었을 때 모르핀의 효과와 함께 부작용인 호흡곤란도 나타날 수 있다고 합니다. 무엇보다도 위약이 효과를 보이려면 효능이 있다는 확신을 주어야 하기 때문에 정도의 차이는 있지만 환자를 기만할 수 있습니다. 당연히 윤리적인 문제가 따릅니다. 대한민국에서는 선의의 위약에 대한 법적 규제가 없지만 미국 같으면 소송을 당할 수도 있습니다.

위약 효과는 우리 몸이 얼마나 강력한 자가 치유력이 있는지 보여 줍니다. 한 가지 궁금한 것은 왜 굳이 소화제 같은 위약이 들어와야만 자가 치유 기능이 작동하는지입니다. 정확히는 모릅니다. 다만 자가 치유 기능이 작동하려면 체내의 단백질, 희귀 영양소, 면역체계 관련 물질 등 신체의 많은 자산을 동원해야 한다고 합니다. 따라서 진화론적으로 볼 때 식량을 구하기 어려웠던 과거에는 신체 자산이 제한되어 있기 때문에 몸에서 이 기능을 함부로 사용하기를 주저했다고 합니다. 신체의 이상이 자가 치유에 의하여 빠른 시간 내에 해결되면 좋지만, 그렇지 않으면 오히려 몸에 해가 될 수도 있기에 작동을 주저한다는 것입니다. 하지만 빨리 치료된다는 확신이 생기면 비용 대비 효과를 생각하여 자가 치유 기능이 작동한다는 것입니다. 지금처럼 영양이나 신체 자원이 넘쳐나는 세상

에서는 필요 없는 고민이지만 아직도 우리 몸에는 선사시대 소상들의 고단함이 남아 있는 것이지요.[12]

저는 이 위약 효과가 환자에게만 나타난다고 생각하지 않습니다. 치료자인 의사나 보호자에게도 나타날 수 있는 것 같습니다. 어떤 병에는 치료약이 없는 경우도 있지요. 예를 들어 치매의 전단계인 경도인지장애는 아직 별다른 치료약이 없습니다. 하지만 의사가 진료실에 찾아온 환자를 말만 하고 아무런 약도 없이 보내는 경우는 많지 않습니다. 효과가 불확실한 뇌 영양제라도 처방합니다. 그래야 환자와 보호자는 물론 의사도 마음이 놓입니다.

오늘도 저는 할머니의 소화제, 아니 수면제를 어떻게 줄이나 고민합니다. 썩은 해골물을 맛있게 마셨던 원효대사님이 생각나는 하루입니다.

---

12) PC Trimmer, JAR Marshall, L Fromhage, McNamara JM, Houston AI. Understanding the placebo effect from an evolutionary perspective. Evolution and human behavior 2013;34:8-15.

Chapter 27

총명탕

기사 1: 2016학년도 대학수학능력시험이 코앞으로 다가오며 총명탕을 찾는 수험생 학부모들이 늘어나는 추세다. 이는 총명탕을 복용하면 자녀의 학습능력이 향상될 것으로 기대하기 때문이다. 하지만 수능 당일 최상의 몸 상태를 유지할 수 있도록 유지하는 것도 학습능력 향상 못지않게 중요한 일이다.

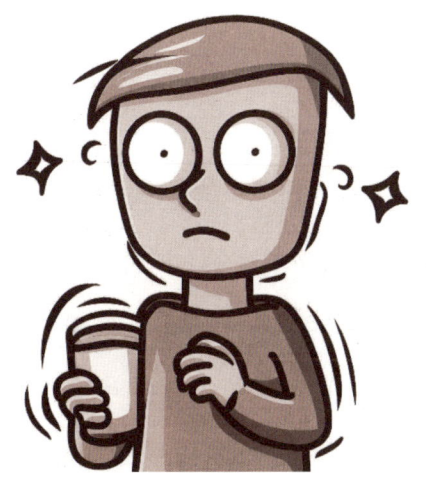

_2015년 8월 25일 환경일보

기사 2: 수영선수 박태환이 스위스 로잔에서 열린 국제수영연맹 도핑위원회 청문회에서 18개월 선수 자격정지 징계를 받았다. 국제수영연맹은 스위스 현지시간으로 23일 "박태환의 도핑위원회 청문회를 개최한 뒤 18개월 자격정지 징계를 확정 발표하고, 박태환이 지난해 9월 3일 이후 거둔 메달이나 상, 상금 등은 모두 몰수한다."라고 밝혔다.

_스포츠한국 2015년 3월 24일

1996년 랜스 암스트롱은 사이클 선수로는 치명적인 고환암에 걸렸지만 초인적인 투병과 재활로 1999년부터 2005년까지 7년 연속 세계 최고 권위의 사이클 대회인 '투르 드 프랑스'에서 우승하여 '사이클의 살아 있는 전설'이 되었습니다. 그러나 도핑 논란이 발생하면서 큰 어려움에 처해지게 되었습니다. 결국, 2012년 도핑 혐의를 인정하여 모든 기록이 삭제되고, 사이클계에서 영구 퇴출되는 수모를 겪습니다. 박태환도 경우야 어찌됐든 도핑 검사에서 금지 약물이 발견되어 결국 징계를 받았습니다. 스포츠 경기에서는 자신의 능력이 아닌 약의 도움으로 성적을 향상시키는 시도는 매우 엄격하게 금지됩니다. 이는 윤리적인 문제뿐 아니라 약의 부작용이 심각할 수 있기 때문입니다. 그런데 몸이 아닌 머리가 좋아지는 약이 있다면 윤리적으로 어떻게 될까요? 대학입시에서 도핑 검사를 실시하지 않는 것으로 보아 이러한 약이 아직 개발되지 않은 것 같지만 말입니다.

 병이 없는 정상인의 뇌기능을 향상시킨다는 약들이 있습니다. 총명탕 같은 한약을 비롯해서 수많은 약들이 팔립니다. 의사 처방 없이 구입할 수 있는 약도 있고, 의사 처방이 필요한 약도 있습니다. 상당수의 사람들은 실제로 효과가 있다고 주장하기도 합니다. 일부는 '뇌 영양제'란 이름으로 경도인지장애나 치매 환자에게도 처방됩니다. 뇌 치료제가 아닌 뇌 영양제라는 말은 부족한 것을 보충하는 것뿐이며 큰 부작용이 없다는 것을 암시합니다. 문제는 그 암시가 환자뿐 아니라 의사에게도 통한다는 것입니다. 하지만 이들 약이 효과가 있는지는 매우 의문스럽습니다. 이런 문제가 점점 커지자 과거에 승인된 약에 대한 재임상 연구도 이루어집니다. 새로운 효과가 밝혀지기도 하지만, 대부분 효과가 확실하지는 않습니다. 하지만 뇌 영양제를 복용하는 사람이나 처방하는 사람 모두 무의식적으로 긍정적인 기대를 하는 경우가 많습니다. 수년 전, 수십 년 전부터 사용했으니 효과가 있을 것이라고 생각하는 것입니다. 이는 위약 효과의 전제조건을 충족하는 셈입니다.

 Why not?
 기본적으로 효과를 볼 수 있는 약을 처방하는 것이 왜 윤리적인 문제가 되느냐는 것입니다. 특히 처방하는 의사가 믿는다면 환자를 속이는 윤리적 문제도 발생하지 않고, 부작용이 없어 건강에도 문제가 없다면 말입니다. 결과가 좋으면, 즉 환자가 좋아지면 모든 것이 인정될 수 있다고 생각할 수 있지만, 그래도 사람의 몸속에 들어가는 것이기 때문에 검증이 필요할 것 같습니다. 2011년도에 제작된 닐 버거 감독의 "리미트리스"라는 영화는 알약 하나로 머리가 좋아지는 이야기입니다. 이 영화처럼 알츠하이머병을 연구하며 뇌의 신비를 알아간다면, 치료와 예방을 넘어서 일반인의 머리를 좋아지게 하는 약물, 즉 현재의 인류보다 더 진화하는 방법을 발견할지 모르겠습니다. 인류의 기원은 아프리카 어느 구석이었다고 합니다. 하지만 초기 인류의 화석을 보면 현재처럼 두개골의 용량이 크지 않습니다. 인간의 조상이 되는 동물들의 화석을 조사해보면 원숭이나 유인원의 뇌 성장은 비교적 장기간 서서히 진행되었으나 백만 년 전부터 성장 속도가 갑자기 빨라졌다고 합니다. 약 25만 년 전에 성장곡선이 거의 평행을 이루었으며, 지난 5만 년 동안에는 거의 변화가 없습니다. 무엇이 뇌 발달을 촉진시켰을까요? 잘 모릅니다. 일부 학자들은 본격적인 육식의 시작으로 인해 공급된 충분한 단백질이 뇌의 발달을 촉진시켰을 것으로 추정합니다. 단백질이 총명탕이었던 것이지요. 뇌를 발달시키는 약이 발견된다면 인간의 진화가 다시 크게 바뀔 수도 있을 것입니다. 그게 인류의 미래에 어떤 의미가 있을지는 잘 모르겠지만 말입니다.

Chapter 28
아무거나

  코스 요리가 프랑스에서 시작됐다고 생각하는 사람들이 많은데 사실은 프랑스가 아닌 유럽 다른 지역에서 발달했다고 합니다. 중세에는 각 지역마다 고유의 요리가 있었고, 수많은 결혼 동맹과 인질 교환이 일어났습니다. 인질은 대부분 신분 높은 왕족이었는데 타국의 음식이 맞지 않아서 개인 요리사가 따라다니면서 각국 요리의 양과 질이 향상되었습니다. 당시에는 음식을 쫙 펼쳐 놓고 먹는 뷔페식 요리가 일반적이었습니다. 여담이지만 이 뷔페 요리는 우리가 알고 있는 바이킹이나 각설이들이 모여 앉아 약탈하거나 구걸해 온 음식의 분배 방식으로 알려져 있습니다. 하지만 온도에 매우 예민하여 따뜻하게 먹어야 하는 음식들은 식거나 심지어는 어는 문제가 있었습니다. 날씨가 추운 러시아 같은 곳에서 음식의 온도를 유지하기 위해 먹는 순서에 맞춰 나오는 요리법이 발달했다고 합니다. 이것이 프랑스 등으로 퍼져 인기를 끌게 된 것입니다.

코스 요리는 일정한 형태로 정형화됩니다. 1코스, 2코스… 9코스까지 특정 패턴을 이루며, 시간 경과에 따라 하나씩 제공됩니다. 반면, 한국에서는 한 상이라 하여 상 위에 모든 음식을 동시에 올리는 방식이 주류를 이룹니다. 비빔밥처럼 음식을 모두 한 그릇에 넣어 섞어 먹기도 하고, 기본 음식, 국, 반찬 등 한 시점에서 분리하기도 하며, 코스 요리처럼 시간 경과에 따라 하나씩 제공되기도 합니다. 코스 요리는 음식에 시간의 개념을 가미한 것으로 경제적 풍요와 전문화가 낳은 산물입니다. 같은 음식이라도 어떤 순서로 어떻게 먹느냐에 따라서 천차만별입니다. 그냥 한 상에서 먹는 것보다 많은 음식과 시간이 있어야 하기 때문에 경제적, 시간적 제약을 받는 사람에게는 불가능한 형태라고 할 수 있습니다. 같은 서양 음식이라도 맥도날드 같은 패스트푸드점은 한 접시에 3가지 정도의 음식을 제공하여 시간을 줄여 줍니다. 또 한 가지, 코스 요리는 소비자가 주문하는 대로 나오지만 그럼에도 전문가(주방장)의 의지가 제공되는 경우가 있습니다. 즉 같은 음식이라도 배열을 달리하거나, 주 요리는 정형화 되더라도 주변 음식은 주방장의 개인기를 발휘할 수 있는 여지가 있습니다. 아주 정형화된 것이 아니고 위에서 아래로(top-down) 변화할 수 있는 방식이지요.

가끔 외부에서 치매가 조절되지 않아 의뢰를 받습니다. 치매는 인지기능장애만이 아니라 우울증, 망상, 공격성, 불면 등 다양한 증상을 호소합니다. 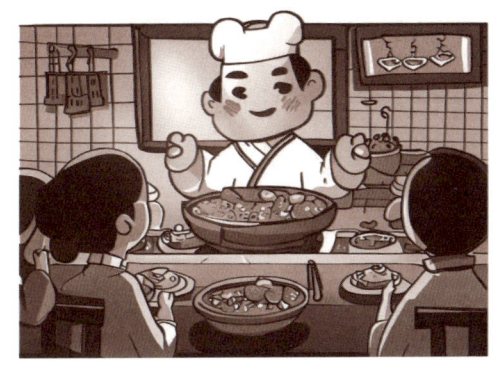 한 가지 약으로 해결되지 않는 경우가 많습니다. 인지기능장애에 대한 약, 항우울증약, 항정신병약, 수면제, 항불안제, 항간질제 등 여러 가지 약을 복합하여 사용해야 할 수 있습니다. 그런데 간혹 약을 전혀 바꾸지 않고도 호전되는 경우가 있습니다. 무슨 비밀이 있을까요?

젊었을 때 자주 가던 마포의 허름한 술집이 있습니다. 작지만 항상 손님이 끊이지 않습니다. 안주로 야채에서 해물, 육류까지 다양한 메뉴를 걸어 놓았는데 맨 마지막에 '아무거나'라는 메뉴가 있습니다. '아무거나'를 시키려면 홀에 앉으면 안 되고, 주방장 앞에 있는 바테이블에 앉아야 합니다. 그러면 술과 함께 주방장님이 따뜻한 국부터 야채, 생선, 고기 등을 줍니다. 진짜 아무거나 나옵니다. 어떤 날은 야채가 많이 나오고, 어떤 날은 생선 위주로, 또 어떤 날은 탕이나 볶음 위주로 나오는 등 매번 음식이 바뀝니다. 나오는 순서도 일정하지 않습니다. 어느 날 저녁 식사를 하고 이차로 가서 '아무거나'를 주문하였는데 같은 '아무거나' 메뉴인데도 옆 손님들과 다른 음식이 나와 항의한 적이 있습니다. 주방장은 빙긋이 웃으며 말했습니다. "손님이 오실 때 이미 식사를 하시고 술도 드신 것 같아서 소화가 잘되고 술을 해독할 수 있는 따뜻한 음식으로 구성했습니다." 그렇습니다. '아무거나'는 그냥 아무거나가 아니고 손님의 상태와 식사 진행에 따라 그때그때 변화를 주는 메뉴입니다. 손님이 직접 말하지 않아도 전문가(주방장)가 손님의 상태를 파악하거나 의견을 듣고 아래에서 위(bottom-up) 방식으로 제공하는 것입니다. '아무거나'를 주문하면 대부분은 큰 문제없이 식사나 술자리가 만족스럽게 진행되었습니다.

  코스 요리는 다른 요리에 비해 매우 신중하고 사려 깊게 구성되지만 고객 하나하나에 맞추지는 못합니다. 고객이 주문하면 거기 따른 식사가 제공될 뿐 아니라 어떤 면에서는 식사하는 시간이나 방식까지 구속할 수 있습니다. 환자가 여러 가지 약을 복용할 때 비빔밥처럼 한 번에 다 복용할 수 있는 경우도 있습니다. 가능하다면 이것이 가장 좋을 수도 있습니다. 간단해서 약을 쉽고 꾸준하게 복용할 수 있기 때문입니다. 식전, 식후, 아침, 점심, 저녁, 사기 전 등 약 복용법은 약전에 규정되어 있습니다. 문제는 이 규정이 개별적인 환자를 대상으로 하는 것이 아니고 전체 평균적 환자를 대상으로 한다는 것입니다. 따라서 어떤 경우에는 치료가 되는 것이 아니라 상황을 더 악화시킬 수도 있습니다. 도네페질이라는 약이 처음 시판되었을 때는 자기 전 복용을 권장했습니다. 가장 흔한 부작용이 위장장애이기 때문입니다. 하지만 이 약은 각성 효과가 있어 수면에 영향을 줄 수 있습니다. 환자가 수면에 문제가 있다면 더 힘들어질 수도 있습니다. 이때는 아침 일찍 복용하는 것이 좋을 수 있습니다. 같은 약이라도 환자의 생활 패턴이나 병에 따라 용량, 순서 등을 재배치하기만 해도 환자가 극적으로 좋아지는 경우가 많습니다. 훌륭한 요리사가 손님의 안색만 보고도 따뜻한 음식을 먼저 낼지, 생선을 뒤로 뺄지, 탕이나 볶음을 뒤로 미룰지 조정하듯이 말입니다. 음식을 만드는 실력이 같더라도 손님을 파악하고 맞추는 능력에 따라 엄청난 차이가 날 수 있습니다. 결국 관건은 요리사는 손님을, 의사는 환자를 정확하게 파악하는 것입니다. 의사들은 좋은 약만 쓰지 '이' 환자에게 좋은 약을 '어떻게' 쓸지는 생각하지 않는 경우가 있습니다. 물론 오랜 시간 상담할 수 없는 의료제도가 가장 큰 이유이지요. 코스 요리가 많은 시간을 할애할 수 있는 사람들에게 알맞듯, 다양하고 복잡한 투약은 누군가 환자를 도와주지 않으면 오히려 문제가 될 수 있습니다. 환자가 기능이 좋고 동기부여가 높거나, 보호자가 도와주는 경우가 아니라면 약을 제대로 복용하지 못할 수 있습니다. 차라리 하루 한 번, 식후처럼 단순하게 처방하는 것이 치료에 더 도움이 될 수 있습니다.

4차 산업혁명이 곳곳에서 일어난다고 합니다. 정의는 다양하지만 결국 고객의 컨텍스트(context)를 맞추는 것이라고 합니다. 하지만 환자나 보호자는 자신의 컨텍스트를 모르는 경우가 많습니다. 그것을 찾아 주고 거기에 따라 치료하는 것이 치매 환자처럼 복잡한 상황을 지닌 환자를 치료할 수 있는 방법일 것입니다.

Chapter 29

최적의 치료 혹은 최고의 치료

제가 근무하고 있는 병원의 미션은 다음과 같습니다. "최적(최고 아님)의 진료, 최선의 진심"

2013년 8월 말, 한 통의 전화를 받았습니다. 수화기 너머로 저희 병원 젊은 신경과 선생님의 흥분된 목소리가 들립니다. "선생님, 죄송합니다. 제 환자 중 A 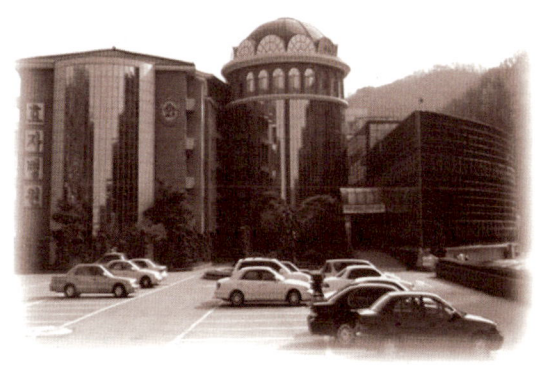 씨라는 분이 있는데 보호자가 치료에 협조하지 않아 도저히 치료

할 수가 없어요. 선생님이 환자를 맡아 주시면 안 될까요?" 일단 진료실에서 환자와 보호자를 만나기로 했습니다. 89세 여자 환자, 다발성 뇌경색, 치매, 간헐적인 경련, 피해망상, 고혈압, 고지혈증, 퇴행성 관절염, 당뇨, 심부정맥… 환자는 부정맥으로 항응고제를 쓰는데 적정 용량을 투약하기 위하여 매일 피검사를 합니다. 병실에서는 소리를 지르고 사람을 꼬집는 등 공격적인 행동도 보입니다. 딸이 세 명 있는데, 돌아가면서 매일 옵니다. 그런데 보호자가 면회 올 때마다 환자가 조는 바람에 대화가 되지 않는 경우가 많았습니다. 보호자는 약이 독하다며 약을 줄여 달라고 강력히 요구하였습니다. 그런데 환자의 증상이 심하다고 생각한 주치의는 약을 줄일 수 없다고 버티다 그만 서로 감정이 상한 것입니다(여러 가지 사건들이 있었습니다). 사람 사이의 상호신뢰관계를 프랑스어로 라포르(rapport)라고 합니다. 라포르는 판매자와 고객, 직장 동료 사이, 남녀 사이 등 다양한 인간관계에서 나타납니다. 하지만 라포르가 무엇보다도 중요한 곳이 의사와 환자사이의 관계입니다. 의사도 신이 아닌 이상 감정이 있고, 때로 환자나 보호자에게 감정적일 수 있습니다. 이때 라포르가 깨졌다고 합니다. 이런 상태에서 무리하게 진료하면 환자 치료에 결정적인 문제가 생길 수 있습니다. 만약 정말로 라포르가 손상되었다고 판단되면 빨리 의사를 바꾸거나, 아예 병원을 바꾸는 것이 의료의 기본 상식입니다. 이는 치료자나 환자 모두를 위한 올바른 선택입니다. 보호사를 먼담한 한 후에, 현재 주치의 선생님이 매우 유능하신 분이니 되도록 서로 오해를 푸는 것이 최선이라고 보호자에게 설명하였습니다. 그러나 만약 감정적인 것이 해결이 안 된다면 보호자가 병원을 바꾸는 것이 좋다고 설명했습니다. 보호자는 병원을 바꾸고 싶어 하지 않았습니다. 병원은 신뢰하는 것이지요. 그리고 주치의 선생님과의 충돌에 대해서 매우 부담스럽게 생각하고 있었습니다. 일단 제가 주치의로서 이 환자를 볼 수 있으나, 같은 문제가 생기지 않도록 그때그때 의사소통할 것을 다짐받았습니다. 한번 상처가 있기 때문에 조금이라도 감정적인 문제가 있으면 빨리 털고 다른 방법을 찾아야 하며, 이것이 가장 약자인 환자를 위한 것이라고도 설명했습니다. 이렇게 충분한 합의한 후에 문제가 무엇인지를 처음부터 되돌아보았습니다.

의사: 환자가 중요한 내과적, 신경과적 질환이 있고 제대로 치료하지 않으면 치명적인 손상을 남긴다. 충분히 약물을 투약하고 필요한 검사를 하면서 치료해야 한다.

보호자: 환자가 올 때마다 조는데 조금이라도 대화를 하면 좋겠다. 약 때문인지 몰라도 멍이 자주 들고, 혈관도 없는데 매일 피를 뽑는다. 약을 너무 독하게 쓰는 것 같다.

환자: ………. (치매가 심하여 의사 표현을 정확하게 하지 못함)

사실 노인병원에서 자주 보는 풍경입니다. 어떻게 해야 할까요? 우리는 종종 의학이 병을 완치할 수 있다는 환상을 가집니다. 근대 의학은 인간의 몸을 망가진 자동차와 같이 생각하는 경향이 있습니다. 미션이 망가지면 미션을 교환하거나 고치면 됩니다. 마찬가지로 대장균에 의한 식중독은 대장균을 치료하는 항생제를 사용하면 완치될 수 있습니다. 하지만 이런 식으로 완치되는 질병은 어떻게 보면 매우 드뭅니다. 세균성 질환, 그리고 영양결핍 정도나 가능합니다. 성인에서 흔한 고혈압이나 당뇨는 평생 치료해야 하지만 '이제 다 나았습니다'라고 완치 판정을 받지는 않습니다. 노인 환자의 첫 번째 특징은 이렇게 완치할 수 없는 병을 가득 갖고 있다는 것입니다. 이 환자의 경우 치매, 고혈압, 뇌졸중, 당뇨, 부정맥, 간질, 심지어 관절염까지 어느 정도 조절은 할 수 있지만 완치가 불가능합니다. 노인 환자의 두 번째 특징은 여명이 짧다는 것입니다. 여명이란 현재 나이와 질환에 따라 통계적으로 더 살 수 있는 평균 기간을 말합니다. 우리나라 남자의 평균 수명이 80세라면 현재 나이 40세인 사람은 여명이 40년이고, 같은 40세여도 병원에서 암 말기로 판정 받아 3개월 산다고 하면 여명은 3개월이지요. 이 할머니의 여명은 얼마일까요? 길어야 1~2년 정도일 겁니다. 병을 완치할 수 없다면 조절해야 하는데 그 이유는 환사가 행복해지기 위한 것입니다. 40살인 사람이 당뇨가 생겼다면 약이 비싸고 치료가 힘들거나, 식이요법이 고통스러워도 열심히 적극적으로 치료합니다. 당뇨의 심각한 장기 부작용(보통 20년 이상 지나야 나타나는)을 예방하고 건강하고 행복한 삶을 보내기 위해서입니다. 하지만 여명이 1~2년인 환자에게 당뇨의 장기 부작용 예방은 큰 의미가 없어 보입니다. 힘들고 비싸고 무리한 치료는 환자의 행복과 연관성이 없을 가능성이 매우 높습니다. 통상적이고 견딜 수 있는 치료가 더 좋을 수도 있습니다.

결론을 내겠습니다. 보호자와 환자(중증 치매이지만)에게 병에 대해 충분히 설명했습니다. 환자나 보호자가 힘들어하는 비싸고 독한 (그러나 당장 효과는 없고 오래 써야 하는) 최신 약들은 되도록 중단하거나 용량을 줄였습니다. 환자가 자주 소리를 지르고 다른 환자에게 피해를 줄 수 있기 때문에 그런 일에 별로 신경을 쓰지 않을(의식장애) 중한 환자들이 있는 병실로 바꾸었습니다. 심장약은 피검사가 필요 없는 약한 약으로 바꾸었으며 용량도 최소한으로 줄였습니다. 식사도 일반식을 드리고 혈당이 높으면 간헐적으로 인슐린을 주사했지요. 결과가 어떻게 되었냐구요? 환자는 눈을 뜨고 말하는 것도 좋아지고(물론 병실에서 소리치고 시끄러워지기도 했지만), 무엇보다 딸들이 방문했을 때 간단한 대화나 따뜻한 눈 맞춤을 할 수 있었습니다.

다시 효자 병원의 미션으로 돌아가 볼까요? 처음 미션은 최고가 아닌 최적의 진료입니다. 노인 환자의 특수성을 고려하여 20년 후가 아니라 당장 조그만 행복이라도 찾아 드리는 것, 그리고 그런 방식을 원하는 환자나 보호자와 공감하는 것입니다.

* 예시된 상황, 연도, 사람들은 개인정보 보호를 위해 의미가 훼손되지 않는 범위에서 일부 변경했습니다.

Chapter 30
암흑시대

"나 지금 되게 신나!"

이 대사는 2023년 초에 선풍적인 인기를 끌었던 넷플릭스 오리지널 드라마 "더 글로리"에서 동은(송혜교 분)이 연진(임지연 분)에게 하는 대사입니다. 이 드라마의 내용을 한 마디로 요약하자면, 과거 학교에서 폭력에 시달

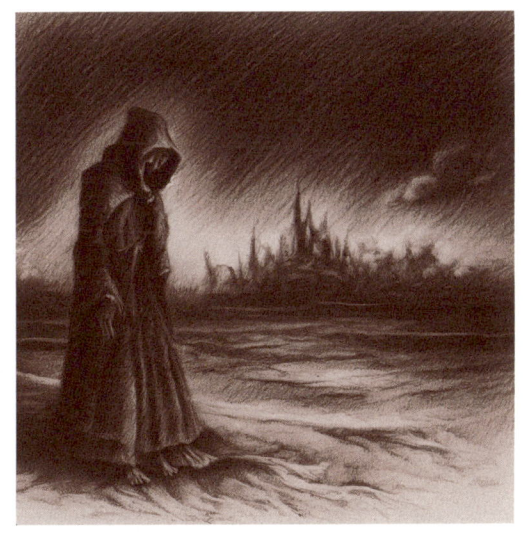

리던 사람이 성장해 폭력을 행사한 사람에게 복수한다는 어쩌면 뻔한 내용입니다. 드라마 내용이 매우 우울하고 어둡습니다. 힘들고, 숨고 싶고, 감추고 싶고, 죽고 싶고…, 쉽게 말하면 동은의 입장에서 흑역사입니다.

역사에도 이러한 흑역사가 있습니다. 역사학자들이 말하는 대표적인 흑역사, 즉 암흑시대는 고대 그리스의 암흑시대와 서로마제국 붕괴 이후 서유럽의 중세 초기로 두 번 있었습니다. 그리스에서는 기원전 11세기부터 기원전 8세기경까지이고, 유럽에서는 서로마제국이 멸망한 5세기부터 중세 초인 10세기 중반까지를 말합니다. 역사에서의 암흑시대는 문화가 사라진 시대를 일컫습니다. 문화가 없다는 의미이며, 따라서 이 시기가 전쟁으로 인해 살기 힘들거나 경제적으로 어려워 모두가 굶어 살기 아주 어려운 시대라는 의미는 아닙니다. 즉, '암흑'이라는 단어가 붙은 가장 큰 이유는 당시의 시대가 매우 암울했다기보다는 기록이 없어져서 당시에 대해 연구하기가 매우 힘든 시기라는 것입니다 (특히 고대 그리스 경우). 고고학 발굴로 어느 정도 시대상을 추정할 수는 있지만 상세한 연대기가 없기 때문에 학자들의 입장에서는 눈앞이 깜깜한 것이지요. 특히 유럽에서 중세를 암흑시대라고 지칭하게 된 또 다른 이유는 '고대와 근대는 좋은 거고 그 사이는 나쁜 거다. 특히 중세는 아주 나쁘다'

라는 근대 계몽주의 관점의 편견에서 비롯된 것입니다. 중세란 눈부시게 발전했던 이전 시대와 이후 다시 문명이 발전하고 있는, 지금이 아닌 그 사이의 가난하고 미개한 어느 시대라는 뜻 정도입니다. 그야말로 흑역사인 것이지요. 즉 암흑시대라는 용어는 역사적인 사실보다는 무지와 편견으로 비롯된 것입니다.

알츠하이머병 치료제 개발에도 암흑시대라고 생각되는 시기가 있습니다. 1993년 알츠하이머병 치료 약제로 타크린이 처음 승인받은 이후 2003년 메만틴까지 숨 가쁘게 새로운 치료 약제들이 개발되었습니다. 당시에는 치매를 전문으로 하는 저와 같은 의사들뿐 아니라 일반인들조차 곧 치매가 정복될 것 같이 들떠 있었습니다. 하지만 이 시기 이후 최근까지 거의 20년 동안 새로운 알츠하이머병 치료제 개발이 없어 의사나 환자 모두 답답하고 힘든 시기를 보내고 있습니다. 환자들에게는 절망적인 시기이며, 외부에서 보면 마치 모든 것이 정지된 암흑시대처럼 보일 수 있습니다. 하지만 무지와 편견을 벗기면 이 시기가 정지된 암흑시대는 아닌 것 같습니다. 물론 당장 사용할 수 있는 새로운 치료제가 개발되지 않아서 우울하지만 말입니다.

지금까지 알츠하이머병 치료제는 증상만을 치료하는 것으로 알려져 있습니다. 즉 어떤 알지 못하는 원인에 의하여 인지기능과 관련된 콜린 신경계의 일부 손상이 있고, 이 콜린 신경계의 손상을 만회할 만큼 콜린의 양을 늘려 주면 손상된 신경이 작동을 하는 것이지요. 자동차로 말하면 어떤 원인에 의해서 엔진오일이 조금씩 샐 때는 새는 곳을 막지 않아도 오일이 샌 만큼만 보충하면 어느 정도 기능을 회복하거나 유지하는 것과 같은 원리이지요. 하지만 오일이 새는 곳을 정확히 모르고 새는 곳이 점점 커지거나 여러 다른 부위로도 계속 진행한다면 오일 보충만으로는 한계가 있고 결국 자동차는 멈추게 됩니다. 과학자들은 기존 약제들의 한계를 깨닫고 점차 알츠하이머병의 근본 원인을 찾아 이를 교정하는 방향으로 눈을 돌리기 시작합니다. 이는 오일 보충이 아닌, 오일이 새는 곳을 막거나 오일이 새는 원인을 찾아 제거하거나 완화하는 것을 의미합니다. 이를 질병경과변형 치료제(disease-modifying therapies; DMT)라고 합니다. 알츠하이머병에서 이것이 가능하려면 이 병의 원인을 알거나 알지 못하더라도 이 병의 진행 과정 중에 아주 중요한 병태생리를 알아야 합니다. 예를 들어, 이전에는 당뇨병으로 시력을 완전 상실하는 사람이 많았지만, 요즘은 당뇨병의 원인은 정확히 모르지만 시신경 손상의 병태생리를 알고 이를 치료하여 치명적인 합병증인 시력손실을 피할 수가 있습니다. 알츠하이머병 환자의 뇌를 부검하면 특징적인 병변인 신경반(neuritic plaque)과 신경섬유다발(neurofibrillary tangle) 등이 관찰되는데, 신경반을 이루는 물질이 베타아밀로이드(beta-amyloid)라는 이상 단백질이고 신경섬유

다발을 이루는 물질이 과인산화된 타우단백질(tau protein)입니다. 게다가 이들을 이용하여 실험실 실험이나 동물 실험을 하면 알츠하이머병과 비슷한 증상을 재현할 수 있습니다. 이상 증상(치매)을 보이는 사람의 이상 기관(뇌)에서 이상 물질(베타아밀로이드나 타우단백질)을 발견하고 이것을 실험실에서 재현하였다면, 이 이상 물질이 알츠하이머병의 원인이겠지요. 일견 맞는 것처럼 보입니다. 드디어 인간은 지구상에 태어난 후 처음으로 대표적인 퇴행성 질환인 알츠하이머병의 진행을 변경시킬 수 있는 약을 개발할 수 있다는 희망을 품게 됩니다.

이러한 병태생리 원인에 대한 가설에 따라서 알츠하이머병의 원인 물질이라고 생각되는 베타아밀로이드나 타우단백질과 같은 이상 단백질을 제거할 물질을 개발하려는 연구들이 넘쳐나게 됩니다. 한 연구에 의하면 2004년에서 2021년까지 알츠하이머 치료제 연구는 총 2,695건이 진행되었으며, 이중 543건이 2상과 3상 임상 시험 연구 단계로 진행된 것으로 나타났습니다. 이 비용이 얼마인지 최근 유행인 chat GPT에게 물어보니 1상 임상 연구에 1천만~3천만 달러, 2상 임상 연구에는 3천만~1억 달러, 3상 임상 연구에는 5억 달러 이상이 들어간다고 합니다. 이런 어마어마한 연구들이 많이 시행되었다는 것이 일반인에게는 그냥 많은 사람이나 기업이 열심히 연구했구나라고 생각할 수도 있지만 저의 경우에는 많은 회사의 피 냄새가 나는 것 같기도 합니다. 일견 황금알을 낳는 거위 같아 보이는 이 시장에는 수많은 바이오 공룡 회사들이 도전했지만 대부분 처참한 결과를 받았습니다. 세계 1위 매출을 보이는 화이자와 같은 회사도 고개를 절레절레 흔들며 다시는 치매 치료약을 개발하지 않겠다고 선언하고, 한때는 우리나라 어느 회사보다도 큰 엑소반트 같은 회사는 몰락하기도 했습니다. 황금이 보이는 건너편은 잘 보이지 않는 대신에 가는 길에는 시체만 그득한 것이지요. 그러나 이러한 많은 실패는 단지 실패로 끝나지 않았습니다. 연구자들은 끊임없이 우리가 알츠하이머병에서 무엇을 놓치고 있는지 깊이 성찰하며 반성합니다. 이러한 과정을 통해 기초 연구가 활발해지고 새로운 가설을 만들어 이를 검증해 나갑니다.

역사나 신화에서 암흑기, 그리고 개인에게서 흑역사는 아무것도 일어나지 않는 무의미한 기간은 아닙니다. 예를 들어 그리스의 암흑기에 그리스 사람들은 그리스 문자를 정착시키고 기원전 8세기 중엽 호메로스로 대표되는 기록들이 다시 등장하며 다양한 문화가 폭발적으로 생겨났습니다. 유럽의 암흑시대인 중세시대도 로마문명이 붕괴하고 모든 것이 파괴된 문화의 공백기로 보이지만 이 시기는 새로운 기독교 문명이 게르만족과 같은 이민족과 융합하면서 새로운 시대를 찾아가는 과정이었습니다. 이 시기를 자양

분으로 르네상스라는 또 다른 문화혁명이 일어나게 됩니다. 마찬가지로 2003년 이후 최근까지 알츠하이머병 치매의 새로운 약제가 개발되지 않았다고 해서 이 시기가 암흑시대이며 아무 일도 일어나지 않았다고 생각해서는 안 됩니다. 약물 연구뿐 아니라 엄청나게 많은 기초연구들이 진행되었고, 지금도 진행 중입니다. 그런 관점에서 보면 드라마 "더 글로리"에서 동은이 겪는 고통스러운 시간과 이와 연결해서 일어나는 시간은 단지 지워내야만 하는 의미 없이 정지한 흑역사가 아닙니다. 드라마에서도 동은은 힘든 환경에도 조금씩 어떤 목표를 향해서 성장해 갑니다. 물론 그 목표가 선한지 악한지 또는 다른 무엇인지는 잘 모르지만 말입니다. 이 드라마의 제목 중 글로리는 나팔꽃을 의미하지만 일반적으로는 '영광'이라는 의미로 더 많이 사용됩니다. 흑역사나 암흑시대는 그 자체로 의미가 있는 것이 아니며 오히려 이러한 어둠과 괴로움을 극복한 후에 오는 황금기, 즉 '영광'이 있어서 더욱 의미 있는 것입니다.

2003년 이후 아주 오랜 시간이 지난 2021년 6월 7일 미국FDA는 바이오젠과 일본 에자이사가 개발한 아두카누맙(Aducanumab)을 알츠하이머병 질병경과변형 치료제로서 신속 심사(Priority review)로 조건부 승인하였습니다. 이 약은 여러 가지 문제점이 있었지만 어쨌든 조건부라는 족쇄를 달고 상업적 시장에 진입한 것입니다. 2023년 7월 6일 미국 FDA는 두 번째 알츠하이머병 치료제 신약인 레카네맙을 정식 승인하였습니다. 이 약은 2년전 아두카누맙의 단점을 보완한 것으로 의사인 저도 새로운 이 약물에 대해 기대를 하고 있습니다. 현재 우리는 아직 암흑시대에 있을까요, 이미 황금기에 있을까요, 또 아니면 양쪽 어디 지평선(horizon)에 있을까요?

다른 의미이지만…
"나 지금 되게 신나"네요.

Chapter 31
마법의 탄환(Magic bullet)

18세기 초까지 독일과 오스트리아에서는 이탈리아 오페라 양식에 따라 이탈리아어 대본에 의존하여 작곡을 했다고 합니다. 오페라에 한해서 당시 독일은 후진국이었습니다. 18세기 후반에 들어서 비로소 독일 특유의 오페라가 탄생합니다. 이탈리아 오페라가 멜로디의 아름다움이나 성악에 집중하는 데 반해 독일의 오페라는 극적인 내용 표현과 대본을 중요시하였습니다. 베버의 오페라 "마탄의 사수"는 이런 배경에서 만들어졌으며, 오페라의 음악도 선율적인 아름다움보다 극적인 표현이 추구되어 정서적인 감동을 더욱 실감 있게 표현하였습니다. 이 오페라는 숲관리원인 청년 막스가 그의 애인 아가데의 아버지 쿠노에게 인정받기를 원하여 사격 대회에서 우승하려는 이야기를 다룹니다. 그러나 막스는 사격 실력이 부족하여 고민에 빠지는데, 이때 악마인 카스파르가 그에게 어떤 표적도 명중시키는 마탄(마법의 탄환; magic bullet)을 주면서 이야기가 전개됩니다.

1827년 베토벤이 56세로 사망하였을 때 그의 관을 운구하면서 가장 많은 눈물을 보였던 슈베르트도 1년 후인 1828년 31세의 나이로 사망하였습니다. 젊은 슈베르트의 사망 원인은 매독으로 알려져 있습니다. 19세기부터 20세기 초 미국이나 유럽에 살던 사람들에 대한 책이나 기록을 보면, 당시 가장 많은 사망 원인은 결핵이나 매독과 같은 질병이었습니다. 일반 평민들은 결핵에 의한 사망 기록이 많고, 천재나 예술가들은 매독에 의한 사망이 많았습니다. 당시에는 이런 질환이 왜 생기는지 잘 알지 못하였습니다. 대부분은 하나님에 의한 형벌이나 나쁜 공기 등이 원인이라고 생각하는 경우가 많았습니다.

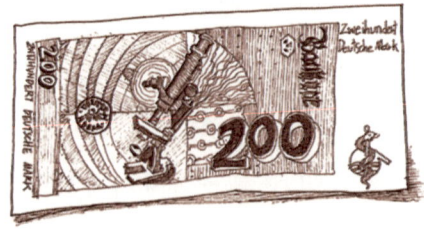

독일이 통일되기 1년 전인 1989년, 독일 정부는 뒷면에 현미경, 그리고 앞면에 안경 쓴 아저씨를 도안한 새로운 200마르크 화폐

를 발행하였습니다. 이 안경 쓴 아저씨가 독일의 의학자인 폴 에를리히(Paul Ehrlich)입니다. 우리에게는 생소할 수 있지만 그만큼 독일 국민에게는 자랑스러운 사람이며 의학 발전에 탁월한 기여를 한 학자입니다. 그는 당시 치명적인 많은 질병들이 보이지 않는 세균에 의해 발생한다는 것을 확신했습니다. 그 중에서도 그가 가장 관심이 많았던 질병은 결핵과 매독이었습니다. 그는 결핵의 원인인 결핵균을 발견하는 과정에서 스스로 결핵에 걸려 버렸습니다. 다행히 그는 서서히 회복되었고, 이 경험을 계기로 면역에 대한 관심을 가지게 되었습니다. 그는 세균을 연구하면서 인간과 세균의 차이점을 알게 되었으며, 이 차이를 이용하여 세균에게만 작용하는 독성물질을 인간에게 투약하면 인간에게는 전혀 해가 되지 않고 병의 원인인 세균만 죽일 수 있는 마법의 탄환, 즉 magic bullet을 개발할 수 있다고 생각하였습니다. 그가 생각하였던 이 magic bullet의 첫 대상은 매독이었습니다. 그는 606번의 실험 끝에 인류 역사상 처음으로 매독을 완치할 수 있는 Salvarsan이라는 물질을 만들었습니다. 하지만 이 약은 치료에 효과가 있었지만 사망을 포함한 심각한 부작용도 많이 나타났습니다. 이 약의 주성분은 비소 성분이었는데, 비소는 그 물질 특성상 매독균뿐 아니라 정상 세포에도 독성이 매우 높습니다. 즉 magic bullet이 아닌 magic buckshot(산탄총)이었습니다. 하지만 폴 에를리히가 꿈꾸었던, 인간에게는 해가 없고 병원균과 같은 해로운 물질에게만 마법처럼 작용해서 병을 치료한다는 생각은 이후 의학에 매우 중요한 영향을 주었습니다.

우리 몸에 외부 물질, 주로 단백질로 이루어진 세균이나 바이러스와 같은 항원이 들어오면 우리 몸은 이를 인식하고 이를 공격하는 단백질인 항체를 만듭니다. 세균이나 바이러스와 같은 물질의 표면에는 아주 다양한 단백질 구조가 있어 우리 몸은 이런 다양한 구조에 공격(결합)하는 다양한 항체를 만듭니다. 이런 항체를 다클론항체(polyclonal antibody)라고 합니다. 반면 항원의 특정 한 가지 구조만 결합하는 항체를 단클론항체(monoclonal antibody)라고 합니다. 쉽게 비유하자면 어떤 마을에 침입자가 나타나자 마을의 여러 사람들이 나타나서 어떤 사람은 다리만 잡고, 어떤 사람은 허리만 잡고, 또 어떤 사람은 목만 잡는 등 각기 다른 역할을 합니다. 이런 사람들이 다클론항체입니다. 반면 침입자의 다리만 잡을 수 있는 사람만 있다면 이 사람들이 단클론항체입니다. 일반적으로 우리 몸에 세균이나 바이러스와 같은 외부 침입자가 들어오면 이를 막기 위해 이 침입자의 몸에 있는 다양한 부위를 공격하는 다양한 항체, 즉 다클론항체들이 만들어집니다. 아무래도 질병 퇴치에 더 효과적입니다. 반면 단클론항체는 아주 특정 부분만 결합할 수 있기 때문에 일반적인 생체 환경에서는 잘 나타나지 않습니다. 하지만 매우 특이적인 결합성 때문에 검사나 치료에 정밀하게 응용할 수가 있습니다.

1973년 생물학과에서 단클론항체에 대한 연구를 한 후 졸업한 독일 청년 게오르게스 쾰러(Georges Kohler)는 충분한 양의 단클론항체를 구할 수 없어서 고생하던 중이었습니다. 특정 단클론항체를 분비하는 세포를 구하기도 쉽지 않고, 그 세포를 구해도 아주 소량의 단클론항체를 생산한 후 세포가 더 이상 증식하지 못하고 죽어버리는 것입니다. 한편 영국 캠브리지에서는 세자르 밀스테인(César Milstein)이 항체의 다양성을 연구하고 있었습니다. 연구를 위해서 그는 우선 다량의 항체를 구할 필요가 있었고, 그것을 위해서 죽지 않고 항체를 만드는 세포인 골수종을 연구하고 있었습니다. 그는 이 골수종에서 특정 항체만을 선별적으로 만들 수는 없었지만, 골수종의 배양 및 골수종 사이의 세포 융합 등에 대한 상당한 기술을 축적하고 있었습니다. 쾰러는 우연히 밀스타인의 강의를 듣고 크게 감명을 받았습니다. 즉석에서 밀스타인과의 긴 토론 끝에 그는(그의 말에 의하면) '미친 생각(crazy idea)'이 떠올랐습니다. 즉 쾰러는 그가 연구하는 단클론항체를 만드는 형질세포를 밀스타인의 연구실에서 연구하는 영원히 죽지 않고 증식하는 골수종과 융합하는 것입니다. 그는 밀스타인에게 그의 생각을 설득하였고 이들은 곧 의기투합하였습니다. 그들은 결국 쥐에서 얻어진 특정 항체 세포를 골수종과 융합시켜 혼성세포(hybridoma)를 만드는 데 성공합니다. 즉 그들은 죽지 않고 왕성하게 분열하는 골수종의 특징과 특정 항체만을 분비하는 형질세포의 특징을 동시에 가진 인간이 오랫동안 상상하였던 미노타우로스와 같은 이종 생명체를 세포 수준에서 만드는 것입니다. 또한 단백질의 어떤 특정 부위에만 작용하는 단클론항체를 대량으로 생산할 수 있는 길을 열게 되었습니다. 당시 이들의 연구는 기술적으로 이해하기 어렵고, 많은 돈이 필요하며, 단백질 구조에 대한 낮은 이해와 그에 따라 만들 수 있는 항체의 제한성 등 때문에 주목받지 못하였습니다. 당사자들 역시 이 기술이 기초연구 혹은 더 이용한다면 진단적 목적 정도로만 이용될 수 있으리라고 생각하였지 이것이 다양한 질병의 치료로 확대되는 것은 꿈같은 일이라고 생각하였습니다. 하지만 과학이 발달하면서 거의 모든 단백질 구조를 밝힐 수 있고 이 구조에 결합할 수 있는 항체를 만들 수 있는 기술 수준까지 진행하면서, 그 적용 범위는 매우 넓어지고 무한한 가능성을 가지게 되었습니다. 연구 10년 후 이 공로를 인정받아 쾰러와 밀스테인은 1984년 노벨 의학상을 공동 수상했습니다. 1995년에 쾰러(Köhler)가 48세의 젊은 나이로 사망하였을 때, 이 단클론항체를 이용한 시장은 몇 백만 달러에 불과했지만, 2017년에는 진단, 치료 등 여러 분야에 걸쳐 천억 달러를 넘어서는 엄청난 시장이 되었습니다.

베타아밀로이드(beta-amyloid)라는 이상 단백질이 뇌의 여러 부위에 침착하는 것이 알츠하이머병의 가장 중요한 원인으로 받아들여지고 있습니다. 실제로 알츠하이머병 환자를 부검하면 뇌에 베타아밀로이드 단백질 침착이 두드러집니다. 많은 연구에서 베타아밀로이드 단백질이 뇌에 침착하는 것을 막거나 줄이면 이 병을 치료하거나 최소한 진행을 막을 수 있다고 보고하였습니다. 이를 없애기 위해서 크게 두 가지 방법이 있습니다. 첫 번째는 이 베타아밀로이드 단백질을 만들지 못하게 하는 것이고 두 번째는 이미 만들어진 이 단백질을 제거하는 것입니다. 문제는 이 베타아밀로이드 단백질이 세균처럼 외부에서 들어온 우리 몸과 아주 다른 이물질이 아니라는 것입니다. 우리 몸에서 필요하여 만들어진 단백질이 이상 단백질화 한 것입니다. 즉 우리 몸의 정상적인 단백질과 아주 다른 단백질이 아니기 때문에 이 이상 단백질에만 작용하는 물질은 아주 정밀도가 높아야 합니다. 그야 말로 magic bullet이 필요한 것입니다. 이 특정 단백질에만 특이적으로 결합하여 이를 생산하지 못하게 하거나 배출을 쉽게 하기 위해서 이 베타아밀로이드 단백질을 항원으로 하는 단클론항체를 디자인하여 이를 외부에서 주입하는 방법인 수동면역법(passive immunization)

이 가장 많이 연구되어지고 있습니다. 수동면역법은 환자가 항체를 직접 생산하지 않고 외부에서 만들어진 특정 항체를 주사하여 환자의 몸을 보호하는 방법입니다. 코로나 시기에 코로나의 특징적인 구조인 스파이크 단백질을 공격하는 토실리주맙과 베텔로비맙과 같은 항체 치료제가 수동면역법에 해당합니다. 이 방법은 백신을 맞아도 항체가 잘 형성되지 않는 노인 등의 환자에게 유용하며 비교적 부작용이 적습니다. 또 부작용이 생기더라도 주입을 멈추면 더 심해지지 않을 수 있어 관리가 쉽습니다. 반면, 비용이 매우 비싸고 자주 주사를 맞아야 하는 단점이 있습니다. 최근 20년 동안 알츠하이머병 신약 후보로 무슨 무슨 맙(-mab; -monoclonal antibody)이라고 불리는 수많은 물질이 실험되어졌는데 이-맙이라는 물질이 바로 단클론항체를 가리키는 용어입니다. 이 중 대부분의 약이 실제로 베타아밀로이드 단백질이 감소함을 보여주었지만 동반되는 심각한 부작용이나 뚜렷한 효과를 보이지 못해서 실패합니다. 오랜 실패 끝에 단클론항체인 아두카누맙(Aducanumab)과 레카네맙(Lecanemab)이 2021년, 2023년 각각 미국 FDA에서 알츠하이머병 치료의 신약으로 허가 받았습니다. 그리고 아직도 몇몇 맙이라는 새로운 물질이 임상 실험 중이며 상당히 유망해 보입니다. 이전에 사용되었던 알츠하이머병 약과 달리, 이번에 승인된 약은 증상만을 좋게 하는 것이 아니라, 병을 일으키거나 유발할 수 있다는 뇌의 때⁽?⁾를 아주 많이 제거하는 것으로 보고되었습니다. 우리는 진짜로 magic bullet을 손에 넣었을까요?

다시 오페라 "마탄의 사수"로 돌아가 봅니다. 연인을 얻고 싶은 마음에 막스는 마탄을 받았지만 거기에는 그가 모르는 이면 약속이 있었습니다. 그것은 '일곱 발의 마탄 중 여섯 발은 막스가 원하는 대로 날아가지만, 마지막 한 발은 멋대로 날아가 막스의 연인인 아가테를 죽일 것이다.'입니다. 과연 우리가 손에 넣은 이 마법의 탄환은 진짜로 마법같이 과녁에 맞을까요, 또 7발 모두 우리가 원하는 곳으로 갈까요?

Chapter 32

소라게의 추억

'사각사각' '사각사각' 깊게 잠든 밤, 평소에는 들리지 않았던 작은 저음의 소리가 내 귀에 선명하게 들렸습니다. 처음에는 무시하려 했지만, 궁금증이 생겨서 불을 켜지 않고 조용히 그 소리가 나는 곳을 찾아봤습니다. 소리 나는 곳 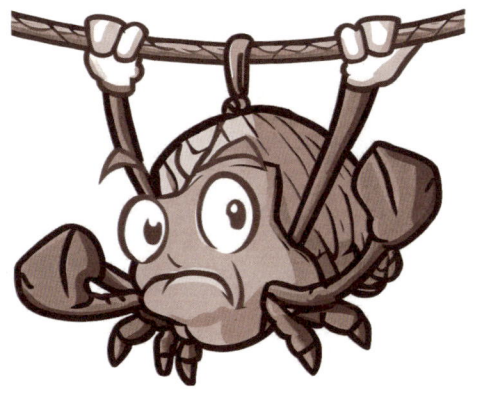 에 다가가자, 순간적으로 소리는 멈췄지만 결국 그 소리의 주인공을 찾았습니다. 눈물이 나왔습니다. 바로 이틀 전에 항상 같이 다니던 집(소라고동)을 버리고 우리 틈으로 탈출했던 저희 집에서 키우

223

던 소라게를 찾게 된 것이었습니다. 이전에도 잠깐 몇 번 우리 밖으로 나갔다 온 적은 있었지만 항상 금방 제자리에 오거나 근처에 있어서 쉽게 찾아낼 수 있었습니다. 그러나 이번에는 온 식구가 찾아봤지만 어디로 갔는지 끝내 찾지 못했습니다. 그 소라게가 소라 고동도 없이 맨몸으로 제 책상 아래 전깃줄 주변을 맴돌고 있는 것을 발견하였습니다. 소라게를 다시 조심스럽게 우리 안으로 넣었습니다. 소라게도 자기 집으로 돌아와서인지 훨씬 안정된 모습을 보이고 있습니다. 이제 세상은 평화로워진 것 같습니다. 저희 식구들은 더 이상 소라게가 탈출하지 못하게 우리를 손봐서 잘 관리하였습니다. 그런데 안정되어 보이던 소라게가 어느 정도 시간이 지나자 예전과 달리 행동하였습니다. 이전에는 주인을 알아보고 먹이를 주면 아는 척도 했는데, 이제는 아는 척도 안 하고 먹이를 주어도 잘 안 먹고, 툭하면 자기 소라집을 팽개치고 껍데기도 없이 우리 안을 맴돕니다. 심지어는 아주 가까이 있는 자기 소라집을 찾지 못하는 경우도 있었습니다. 그렇게 이상한 행동을 하며 시름시름 앓던 소라게는 결국 그 해를 넘기지 못하고 죽었습니다. 입양 2년 차였습니다.

알츠하이머병의 원인이 베타아밀로이드라는 이상 단백질 때문이라는 가설이 대세가 되자, 이 단백질을 뇌에서 제거하면 병이 근본적으로 치료가 될 것이라는 생각으로 수많은 물질들이 개발되었고 임상 실험까지 진행되었습니다. 하지만 대부분은 실제 치료제까지 이르지 못하고 실패했습니다. 왜 대부분의 치료 후보물질이 실패했을까요? 물론 당연히 실패의 첫 번째 원인은 효과가 없는 것입니다. 그런데 또 다른 이유는 이 임상 실험을 하면서 우리가 전혀 예상하지 못한 일들이 일어난 것입니다. 알츠하이머병 임상 실험에 도전한 치료 후보물질들은 대부분 우리가 기대했던 대로 베타아밀로이드 단백질을 상당 부분 제거했습니다. 예를 들어 베타아밀로이드 생성에 관여하는 베타세크레타제를 억제하는 베루베세스타트(verubecestat)나 단클론항체인 솔라네즈맙(solanezumab)은 뇌에서 베타아밀로이드 단백질을 상당히 감소시켰지만, 임상적으로 효과가 없었습니다. 심지어 어떤 경우에는 위약군보다 오히려 인지기능이 더 떨어지는 예상치 못한 결과가 있었습니다. 또 다른 임상 실험에서는 어떤 경우에는 암 발생이 증가하기도 했고, 뇌염이 생기기도 하며, 심지어는 사망률이 증가하기도 했습니다. 이런 물질 중에서 단클론항체는 비교적 부작용이 적지만, 이 계통의 물질들은 아주 특이한 부작용인 아밀로이드연관 영상이상(amyloid-related imaging abnormalities;ARIA)이 자주 나타납니다. ARIA는 베타아밀로이드 단백질 제거에 사용되는 약물 때문에 생기는 뇌의 부작용입니다. 이 증상은 크게 뇌의 부종으로 나타나는 ARIA-E와 뇌의 출혈로 나타나는 ARIA-H가 있습니다. 의학 연구에서는 기능획득(gain of function)이라는 용어가 있습니다. 이것은 일반적으로 바이러스나 다른 생물체의 유전자나 단백질을 인위적으로 조작하여, 새로운 기능이나 강한 기능을 발휘하도록 만드는 실험적인 기술을 가리키는 용어입니다. 그런데 우리는 원하지는 않았지만 치매약을 연구하면서 일종의 독성 기능획득(toxic gain of function) 혹은 기능손실(loss of function) 연구를 하게 된 것입니다. 즉, 이런 베타아밀로이드 단백질을 인위적으로 변화하는 과정에서 왜 이런 부작용이 나타났는지, 그리고 더 근본적으로 베타아밀로이드가 무엇인지에 대한 의문에 봉착하게 된 것입니다.

"나는 무엇인가?"라고 물어볼 때, 해답을 얻기 위해서는 두 가지 질문에 답해야 합니다. 첫 번째는 "내가 지금 어떤 일을 하고 있으며 다른 사람들과는 어떤 관계인가?"와 같은 횡적 연관관계를 파악하는 것입니다. 두 번째는 "나의 아버지는 누구이며 그의 아버지는 누구인가?"를 찾아가는 종적인 관계를 파악하는 것입니다. 베타아밀로이드 단백질은 언제부터 등장했을까요? 유전학 연구에 따르면, 이 단백질은 8억 년 전 다세포 생물이 발생하기 시작한 시기부터 존재했다고 합니다. 베타아밀로이드 단백질은 모든 척추동물에 나타나고 척추동물이 아닌 히드라, 게와 같은 매우 다양한 생명체에서도 발견이 됩니다. 척추동물에서의 베타아밀로이드 단백질은 인간과 90% 이상 동일하며 포유류는 이 비율이 더 높아 95% 이상 동일하다고 합니다. 이 단백질이 이렇게 많은 생명체에서 유사성을 유지한 채 오랜 시간 동안 유지된 것은 진화적 가치가 있기 때문일 가능성이 높습니다. 베타아밀로이드는 인간이나 생명체에게 어떤 역할을 할까요?

 첫 번째 생각할 수 있는 것은 신경의 강화나 손상을 치유하는 것입니다. 처음 발생하였던 단세포 생물은 신경계라는 것이 없습니다. 다세포 생물이 나타나게 되면서 아주 간단한 반사신경계를 형성하고, 이후 점차적으로 진화를 거치면서 더욱 복잡한 신경계가 형성되었습니다. 이러한 신경계의 발달 과정에서, 베타아밀로이드 단백질은 신경계를 제어하거나 손상이 있는 경우 치유하고 기능 회복에 도움을 준다고 합니다. 예를 들어, 외상성 뇌손상이 있는 경우 베타아밀로이드가 급격히 증가합니다. 그래서 과거에는 외상성 뇌손상이 알츠하이머병의 위험인자로 간주되었습니다. 하지만 최근 연구에서는 뇌손상에서 보이는 베타아밀로이드의 증가는 손상된 뇌의 회복을 돕는 역할을 한다는 것이 밝혀졌습니다. 두 번째는 박테리아, 곰팡이, 바이러스 등과 같은 외부 물질이 우리 몸속에 들어오면 베타아밀로이드 단백질이 이들과 결합하여 파괴하는 항생제와 같은 역할을 합니다. 세 번째로는 암의 발생을 억제하거나 성장을 방해하는 역할을 합니다. 네 번째로 베타아밀로이드 단백질은 혈관의 벽이 손상되었을 경우 이를 막아 주는 역할을 합니다. 특히 뇌로 가는 혈관은 혈액뇌관문(blood-brain barrier)이라는 아주 촘촘한 장벽으로 둘러싸여 있어 병원균이나 독성물질 등이 쉽게 뇌에 들어가지 못하게 막고 있습니다. 알츠하이머병에서는 이 혈액뇌관문이 손상되는 경우가 많이 보고되어 혈액뇌관문의 손상이 알츠하이머병의 원인 중 하나로 여겨지기도 합니다. 그런데 베타아밀로이드 단백질은 혈액뇌관문이 손상되어 구멍이 생겼을 경우 이를 응급으로 막아 주는 역할을 합니다.

자, 이제 이 베타아밀로이드 단백질이 무차별적으로 제거되면 어떤 일들이 일어날까요? 어떤 환자는 인지기능이 더 나빠지기도 하고, 암이나 감염병의 발생이 늘어 사망률이 높아지기도 하며, 그리고 혈관에서는 출혈이나 부종이 일어나기도 합니다. 이것들이 우리가 지금까지 신약 개발 과정에서 마주쳤던 문제입니다. 우리는 아직도 베타아밀로이드가 정확하게 어떤 역할을 하는지, 이 단백질이 형성되고 성장하고 제거되는 과정에서 어떤 일이 벌어지고 있는지 모릅니다. 우리는 그저 이 베타아밀로이드가 모여 만들어진 신경반이라는 것에만 눈길이 갔던 것이지요. 베타아밀로이드가 형성되고 발전되고 사라지는 과정에서 어떤 것은 우리 몸을 보호하고, 또 어떤 것은 임시방편으로 사용되고, 또 어떤 것은 우리 몸 자체를 파괴하기도 합니다. 최근에 미국에서 신약으로 승인된 아두카누맙과 레카네맙은 같은 '-맙' 제제이지만 이전에 실패한 약과 달리 임상에서 효과가 입증되었습니다. 왜 그럴까요? 실패와 성공을 비교하면서 거꾸로 우리가 무엇을 놓치고 있었는지를 생각해 볼 수 있을 것입니다. 우리는 매우 복잡한 길을 가고 있습니다. 같은 물건을 가지고 가도 어떤 길에서 버려야 되고 어떤 길에는 가져가야 하는 것이 있을 수 있습니다. 그가 어떤 길에 서 있는지에 따라서 말입니다.

제가 소라게를 키운 것은 15년 전입니다. 모든 부모들과 마찬가지로 철없는 아이가 문방구에서 호기심으로 이것저것 애완동물을 사 오면, 며칠간은 수선을 떨지만 결국 키우는 것은 부모가 하게 됩니다. 어쩔 수 없이 공부할 것도 늘고 그러다 보면 정도 듭니다. 소라게를 관찰하면서 의외로 소라게가 영리하다는 것을 알았습니다. 이 게는 누군가가 키웠던 것입니다. 처음에는 파양으로 우울해 하였지만 정성을 들여 키우다 보니 곧 주인을 알아봅니다. 주인이 들여다보면 나와서 인사도 하고, 때가 되면 집을 바꾸거나 수리도 하고, 가끔은 집을 놔두고 외출도 합니다. 그리고 아주 가끔은 탈출하는 만용도 보입니다. 그래도 신기한 것은 소라게가 길을 잃지 않고 우리 안으로 돌아간다는 것입니다. 하지만 어느 순간부터 길을 잃기도 하고, 한자리에서 빙빙 돌기도 하며, 음식도 잘 먹지 않습니다. 더 가슴 아픈 것은 저를 알아보지 못하는 것입니다. 그러다가 그만 죽고 만 것이지요. 저는 그때 그냥 슬프기만 하였습니다. 그런데 요즘 공부하면서 알게 되었습니다. 아, 우리 소라게도 치매가 생겼던 거구나. 게도 베타아밀로이드가 나타나며 인지기능에 중요한 역할을 한다고 합니다. 소라게도 인간과 똑같이 성장하고 늙으면 치매가 나타난다고 생각하니 치매는 생명체가 가지고 있는 속성이 아닌가 생각합니다.

사족 : 베타아밀로이드는 매우 많은 생명체에서 나타나긴 하지만 종(種)에 따른 차이는 아직 연구가 많이 되어 있지 않습니다. 제한된 연구이지만 모든 종이 신경반을 형성하고 실지로 뇌기능 손상을 가져오지는 않는다고 합니다. 게에서는 실험적으로 뇌에 영향을 준다는 연구가 있지만 이것 때문에 실지로 알츠하이머병과 같은 현상이 생기는 지는 확실하지 않습니다. 다만 제가 그렇게 느낀다는 것으로 이해해 주시면 감사하겠습니다.

Chapter 33
야타족과 마술사

1980년대 의과대학을 입학하고 1990년대 의사가 되었습니다. 그런데 의사가 된 저에게 1990년대는 이전 1980년대와는 전혀 다른 세상이었던 것 같습니다. 국내에서는 1988년 맥도날드가 한국에 처음으로 문을 열었고, 세계적으로는 베를린 장벽이 무너졌습니다. 그러나 이런 거창한 변화보다는 젊은 혈기를 주체 못하는 저에게는 당시 이전과 달라진 서울, 특히 세련된 압구정의 화려한 네온간

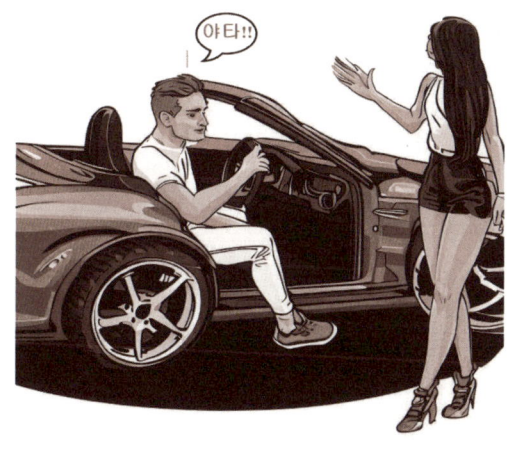

판, 거리로 쏟아져 나오는 수많은 젊은 사람들, 그리고 예전과 달라진 남녀문화 등에 정신이 없었습니다. 이 중에서 제가 가장 신기하고 놀랐던 것이 '야타' 문화였습니다. 근사한 차를 타고 거리로 나와서 마음에 드는 여성을 발견하면 "야, 타!"라고 소리치면 마법처럼 예쁜 여자가 차 안으로 빨려 들어가는 것이지요. 저에게는 부러움과 호기심의 대상이었지요. 저도 언젠가는 이것을 해보고 싶었는데 문제는 아쉽게 저는 근사한 차를 살 능력도, 능력 있는 아버지도 없었습니다.

알츠하이머병 환자가 죽은 후 환자의 뇌를 부검하면, 특징적인 베타아밀로이드 단백질이 모여서 만들어진 신경반(neuritic plaque)이 뇌에 광범위하게 퍼져 있다는 것을 관찰할 수 있습니다. 이 베타아밀로이드 단백질을 실험동물에 투약하면 알츠하이머병과 비슷한 증상을 일으킬 수 있습니다. 이러한 연구들을 통해 베타아밀로이드 단백질이 알츠하이머병의 원인이거나 아주 중요한 병태생리와 연관되어 있어 보인다는 가설이 제기되었습니다. 전 세계적으로 노인인구가 급격하게 증가하면서 알츠하이머병 환자 수도 폭발적으로 증가하고, 이는 엄청난 의료 및 사회적 부담으로 작용합니다. 반면 제약회사들의 눈에는 엄청난 시장이 떠오르고 있는 것입니다. 실지로 일본의 작은 제약회사였던 에자이는 아리셉트라는 알츠하이머병 약을 개발하고 나서 단숨에 세계적인 제약회사로 성장할 수가 있었습니다. 이에 많은 세계적인 제약회사들이 알츠하이머병의 원인으로 추정되는 이 베타아밀로이드 단백질을 뇌에서 제거하기 위한 약을 개발하기 위하여 뛰어듭니다. 하지만 제약회사들은 거의 20년간 많은 후보물질에 천문학적인 비용을 투자했지만 2021년까지 어떤 약도 임상 실험에서 성공하지 못했습니다. 에자이는 자체 개발이 지지부진하자 2013년에 다국적 제약기술업체인 바이오젠과 손잡고 2015년부터 경도인지장애 환자와 아주 초기 알츠하이머병 환자를 대상으로 아두카누맙이라는 단일클론항체에 대한 두 개의 마지막 임상 연구(ENGAGE와 EMERGE)를 진행하였습니다. 두 임상 연구는 거의 유사한 연구 구조를 가졌습니다. 하지만 2019년 중간 분석에서 두 임상 실험 모두에서 초기 결과가 나오지 않아(효과가 없어) 실험을 조기 중단해야 했습니다. 그러나 에자이와 바이오젠은 너무 많은 비용이 들어간 임상 실험을 포기하지 못하고, 일정 기간 동안 임상 연구를 계속 진행한 후 다시 분석하였습니다. 그 결과, 임상 실험 중 ENGAGE 연구에서는 효과가 없었지만, EMERGE 연구에서는 효과가 있음을 발견하게 되었습니다. 이때부터 회사는 매우 바빠지기 시작하였습니다. 임상 실험 조건이 거의 동일한 두 연구에서 무엇이 이런 차이를 나타나게 하였을까? 필사적인 분석 끝에 연구진들은 이렇게 두 연구가 다른 결과를 보이는 것이 아두카누맙의 용량 차이, 그리고 연구 대상군 환자의 차이 때문이라는 결론에 이르렀고 이를 바탕으로 미국 FDA에 승인을 요청했습니다. 이런 사연 많은 약은 큰 논란을 일으킵니다. 당시 FDA 승인위원 11명 중 10명은 반대하고 1명은 의견을 유보하는 등 반대가 심하였습니다. 하지만 FDA 다른 위원들이나 일부 신경과 단체들은 지금도 많은 환자가 시시각각 뇌기능의 손상으로 치매에 노출된 상황이기 때문에 한시라도 빨리 병의 경과를 변형시키는 이 약을 승인해야 하여야 한다고 강력히 주장하였습니다. 결국, 추후 데이터를 제공하고 재심사하는 조건으로 가속승인(accelerated approval)을 받았습니다. 원래 가속승인은 아주 시급한 질환에 대해서 예외적으로 생체표지자 대리지표(surrogate marker)를 이용하여 빠른 승인을 해 주는 제도입니다. 그런데 알츠하이머병이 이런 시급성을 요하는 질환인지가 우선적인 논란의 대상이었습니다. 일부 단체와 회사의 로비가 이 결정에 영향을 끼친 것이 아니냐는 뒷이야기가 있을 수밖에 없는 상황이었습니다. 그러나 FDA가 이 결정을 내린 근본적인 이유는 이 약을 복용한 환자에서 알츠하이머병의 대리지표로 여겨지는 뇌의 베타아밀로이드가 감소한 것이 결정적이었습니다. 사람들은 아밀로이드 PET검사에서 베타아밀로이드가 극적으로 감소한 것을 보는 순간, 지금 임상 결과가 좋아야만 하거나 시간이 지나면 반드시 증상이 좋아져

아 한다고 생각한 것입니다. 과연 그럴까요?

 예를 들어, 우리보다 지적인 외계 생명체가 지구를 관찰한다고 가정합시다. 우리는 모르지만 외계 생명체는 지구에 있는 방사성 물질이 지구를 병들게 하고 이 때문에 곧 지구가 멸망할 것을 알아차렸습니다. 이를 방지하기 위해 외계인은 지구를 스캔하여 가장 방사성 물질이 많이 나오는 지역을 찾았고, 이 지역이 지구의 곳곳에 있는 방사성 폐기물 처리장임을 알아냈습니다. 그래서 그들은 자신들의 뛰어난 능력을 발휘하여 이것을 다 없앱니다. 과연 지구는 구원을 받았을까요? 인간은 방사성 물질이 생태계에 해롭다는 것을 알고 이것을 농축해서 안전한 곳에 모아 보관합니다. 방사성 물질이 많이 있을 수밖에 없는 잘 관리되는 방사성 폐기물 처리장이 위험한 것이 아니며, 오히려 환경을 위협하는 것은 바닷가나 공기 중에 관리되지 않고 노출되어 있는 곳이며, 그 원인이 위험한 것이지요. 베타아밀로이드도 이럴 가능성이 있습니다. 최근 연구들에 따르면, 베타아밀로이드도 우리 몸에 특정한 유용한 역할을 하는 것으로 보고하고 있습니다. 이 단백질이 우리 몸에서 어떤 식으로든 사용된 이후, 어떤 과정부터는 우리 몸에 해로울 수 있습니다. 그러면 우리 몸은 이 단백질의 독성을 관리하기 위해 이를 모아 다른 세포에 영향을 주지 않도록 분리시켜서 관리합니다. 이것이 신경반입니다. 하지만 우리는 눈앞에 있는, 잘 보이는, 그리고 많이 보이는 이 베타아밀로이드가 모여 있는 곳(신경반)에만 눈이 팔린 것입니다. 이런 베타아밀로이드가 모여 있는 것을 뇌에서 제거한다고 해서 알츠하이머병의 증상이나 예후에 큰 영향을 주지 않을 가능성이 있습니다. 즉 진정으로 병의 원인이나 중요한 병태생리에 밀접하게 연관이 있지 않은 생체표식인자를 약물치료의 대리지표로 사용하는 것은 적절하지 않습니다. 아두카누맙의 시판 후 임상 결과가 어떻게 나올지는 모르겠습니다. 하지만 다행히 2023년 FDA에 승인된 레카네맙은 대리지표인 생체표식인자뿐 아니라 진짜로 중요한 임상에서도 효과가 있었습니다. 레카네맙을 주사한 환자들은 18개월 후에 인지기능 감소가 26% 적고 일상생활 수행능력 감소도 37% 적어, 위약군에 비해 덜 진행되었습니다. 말이 좀 어려운데 쉽게 말하면, 시간이 지나도 주사를 맞은 환자들이 덜 나빠진 것입니다. 어쨌든 통계적으로 유의하기 때문에 2년 전과 같은 논란은 없는 것입니다. 그러면 왜 레카네맙은 이전의 맙 계열 약물과 달리 효과가 있을까요?

이전의 약물은 신경반과 같이 주로 눈에 보이는 베타아밀로이드가 뭉친 섬유(fibrils)에 영향을 주는데 반하여, 레카네맙은 신경반이 형성되기 전의 베타아밀로이드 원시섬유(protofibrils)에 결합하여 제거한다고 합니다. 뭉쳐져 있는 것보다 돌아다니는 것이 더 병을 유빌하는 것이지요. 약물 반응을 통하여 병리기전을 유추해 볼 수 있는 경우입니다. 하지만 아직도 갈 길은 멉니다. 아두카누맙의 일년 사용비용이 56,000달러, 레카네맙은 26,500달러입니다. 약 값만 이 정도이지 이 약을 주사로 맞기 위해서는 진단과 치료 과정에 베타아밀로이드 PET과 같은 고가의 검사를 같이 해야만 할 것 같습니다. 그리고 상당수의 환자에서는 뇌부종이나 뇌출혈과 같은 부작용이 있었습니다. 그리고 가장 중요한 것은 이 약을 주사한다고 해서 증상이 좋아지는 것이 아닙니다. 단지 미래에 악화될 것을 아주 조금 더디게 할 수 있는 것뿐입니다. 우리는 겨우 출발선에 서 있는 것입니다.

마술사가 무대 위로 올라갑니다. 수많은 청중들이 환호합니다. 그리고 마술사 옆에는 아슬아슬한 비키니 옷을 입은 미녀들이 있어 청중들의 눈길을 끕니다. 나는 집사람의 눈을 피해 TV속의 미녀들을 훔쳐봅니다. 이때 놀라운 마술이 내 눈앞에서 벌어지고 결국 감탄하게 됩니다. 야타족도 비슷합니다. 갑자기 압구정동 길거리에 멋진 차를 타고 나타납니다. 그리고 창문을 내리고 선글라스를 낀 날라리 청년이 웃으면서 외칩니다. "야, 타!" 그러자 여자들이 놀랍게도 스스로 그 차 안으로 사라집니다. 마치 데이비드 커퍼필드가 만리장성 안으로 사라지듯이 말입니다. 이러한 과정이 진짜 마술과 같습니다. 하지만 우리는 놓치는 것이 있습니다. 눈앞에 보이는 늘씬한 미녀나 반짝이는 고급 차는 본질이 아닙니다. 우리가 늘씬한 미녀나 반짝이는 고급 차를 보는 동안 순간적으로 진실을 놓치는 것이지요. 그게 바로 미스디렉션(misdirection)입니다. 말 그대로 전혀 다른 곳을 보게끔 하는 일종의 눈속임 같은 것입니다. 당하는 입장에서는 속임을 당했다고 할 수도 있지만, 신경학적으로는 무주의 맹시(無主義 盲視; inattentional blindness)입니다. 우리의 눈은 생각 외로 많은 것을 볼 수가 없습니다. 중요한 것을 집중하고 나머지는 거의 맹인처럼 못 볼 수가 있습니다. 거대한 나무 앞에서 숲을 보지 못하거나, 어떤 일에 집중하면 눈앞에 누가 와도 전혀 못 알아 볼 수도 있습니다. 어쩌면 우리는 알츠하이머병 환자를 연구하면서 거대한 나무 앞에서 숲을 보지 못하듯이 너무나 눈에 잘 보이는 베타아밀로이드 덩어리에 눈이 미스디렉션되어서 지금까지 중요한 것을 놓치고 있었는지 모릅니다.

사족: 1990년대 초반 야타족의 유행은 큰 사회적 반향을 일으켰습니다. 그러자 여러 가지 웃지 못할 연관된 사회 현상도 있었습니다. 야타족이 돈 많은 부모의 차를 (몰래) 가지고 다니며 이성을 유혹하였다면, 돈 많은 자식 덕분에 중고차를 탄 할아버지가 지나가는 할머니를 향해 "어여 타, 바람 쐬러 가게!"에서 유래된 여타족도

있었습니다. 제 친구 중 한 명은 그 당시엔 힘들게 살다가 지금은 성공한 의사인데, 그 당시 못했던 것이 아쉬워서 고급 승용차를 끌고 나가서 지나가는 멋진 중년 여성에게 말을 걸어 보았다고 저에게 이야기합니다. 놀랍게도 그 여인은 쉽게 조수석에 탔다고 합니다. 궁금해진 제가 친구에게 물어보았습니다. 그래 좀 한을 풀었나? 친구가 어색한 표정으로 이야기합니다. 차에 타게 하는 데는 성공했는데 타고 보니 영 아니라고 합니다. 그는 노안 때문에 그 여성의 화장발, 선글라스발을 알아채지 못했다고 합니다. 야타든, 여타든, 마술이든, 그리고 연구든 다 때가 있는 것 같습니다. 눈이 잘 보여야 하는 때 말입니다. 물론 다 지나간 웃자고 하는 제 친구 이야기입니다.

멈추는 글

　세계 최대 제약사인 화이자가 알츠하이머병과 파킨슨병 치료를 위한 신약 개발을 완전히 중단하겠다고 발표했다. 그간 치매 신약 개발을 위해 천문학적인 비용을 투자했으나, 이 분야에서는 성과를 얻지 못했다. 투자가 완전히 실패로 돌아간 셈이다. 화이자는 그동안 신경과학 부문에서 8건의 임상을 진행했으며, 이 중 4건이 알츠하이머병 프로그램이다. 지난 2012년 치매약 임상에 실패한 것이 투자 중단의 원인 중 하나로 지목된다. 당시 화이자와 존슨앤존슨은 2,400명의 환자를 대상으로 바피네주맙의 임상 3상을 진행했으나 결국 기억력 감퇴 둔화 효과를 입증하지 못해 실패로 돌아갔다. 치매약 개발 실패의 아픔을 겪은 업체는 화이자 만이 아니다. 릴리, 로슈 등도 최종 단계에서 실패를 경험했다.

　위의 글은 2018년 1월 8일 '디멘시아뉴스' 기사 중에서 인용한 글입니다. 이런 기사를 접할 때마다 시지프스 신화가 떠오릅니다. 시지프스(Sisyphus)는 고대 그리스 도시 코린토스를 건설한 신화 속 인물로 영원한 죄수의 상징입니다. 시지프스는 바람의 신 아이올로스와 그리스 시조인 헬렌 사이에서 태어났다고 합니다. 일리아드의 작가 호머는 인간 중에서 가장 신중하고 현명한 사람이었다고 했습니다. 하지만 신의 입장에서 보면 엿듣기 좋아하고 입이 싸고 교활할 뿐 아니라 신을 업신여긴다는 점에서 매우 못마땅한 존재였습니다. 결국 그는 신을 속인 죄로 저승에서 커다란 바위를 가파른 언덕 위로 밀어 올리는 형벌을 받게 되는데, 힘겹게 밀어 올린 바위는 정상에 거의 다다르면 속절없이 다시 아래로 굴러떨어져 처음부터 다시 밀어 올려야 하는 일을 영원히 계속해야 했습니다.

2002년 메만틴이 알츠하이머 치매 치료제로 미국 식약청에서 마지막 허가를 받은 후 21년이 지났습니다. 그 사이에 치매, 특히 알츠하이머 치매의 병태생리에 대해 많은 것들이 밝혀졌습니다. 이 기간 동안 새로운 지식에 기반한 치매 치료제에 대한 임상 연구는 천문학적인 돈과 노력에도 불구하고 계속 실패를 거듭하다가, 지난 2021년 6월 7일 미국 FDA는 바이오젠과 일본 에자이가 공동 개발한 아두카누맙(Aducanumab)을 알츠하이머병 질병경과변형 치료제로서 신속 심사(Priority review)로 조건부 승인하였습니다. 이 약은 상업적 시장에 진입하였지만 여러 가지 문제점이 있어 전 세계적으로 거의 사용되고 있지는 않습니다. 2023년 7월 6일 미국 FDA는 두 번째 신약인 레카네맙을 정식 승인하였습니다. 이 약은 2년 전 아두카누맙의 단점을 보완한 것으로 좀 더 임상 결과를 지켜보아야 하지만 의사인 저 조차도 새로운 이 약물에 대해 기대를 하고 있습니다.

비록 최근 치매 약물 개발에 부분적인 성과가 있었지만 이 20년 이상의 세월을 생각하면 저는 개인적으로 시지프스 신화가 떠오릅니다. 거의 다 올라가 성공이 눈앞에 보이면 실패하고, 다시 새로 계획하여 올리면 또 떨어지는 모습이 말입니다. 시지프스 신화의 해석 중 가장 유명한 것은 알베르 카뮈의 철학 에세이 "시지프스 신화"입니다. 카뮈는 영원히 끝날 수 없는 것을 반복하는 것 자체가 비극이 아니고 그것을 인식할 수밖에 없는 인간이 비극이며 부조리라고 생각합니다. 어떤 철학가는 시지프스의 어원이 코가 숨쉬는 모습, 즉 들이마시는 '시스'와 내쉬는 '프스' 소리에서 기원했다고도 합니다. 우리가 생명을 유지하기 위하여 자동적이고 무의식적으로 반복하는 행위가 부조리한 비극이 아니고 존재론적인 의미가 있다고 생각하지요. 재미있는 것은 그리스 신이 시지프스에게 했던 일을 인간이 다른 동물에게 한다는 겁니다. 끊임없이 강에서 댐을 짓는 비버를 동물원에 데려오면 비버는 할 일이 없어집니다. 그러면 사육사는 일부러 물을 흘러가게 하고 댐을 지을 수 있는 나무를 가져다 놓습니다. 비버는 끊임없이 댐을 만듭니다. 거의 다 완성하면 사육사가 어슬렁어슬렁 와서 부숴버립니다. 비버는 황당한 표정으로 하늘을 쳐다봅니다. 그러나 곧 처음부터 반복합니다. 부수고 새로 짓는 일은 세계 대부분의 동물원에서 일어난다고 합니다. 이렇게 하지 않으면 비버가 비만해지고 스트레스를 받는다고 합니다. 정말 그럴지는 모르겠습니다. 동물원에 오는 관람객들은 그냥 비버를 보고 싶은 것이 아닙니다. 비버가 댐을 쌓는 것을 보고 싶어 합니다. 비버를 위한 것인지 돈을 내는 관람객을 위한 것인지는 모르겠습니다. 마찬가지로 알츠하이머병 치료제 개발이 제약회사를 위한 것인지 환자를 위한 것인지 모르겠습니다. 하지만 개인적으로는 끊임없이 숨을 들이마시고 내쉬는 것, 해가 뜨고 지는 것이 무의미하거나 부조리한 과정이라고 생각하지는 않습니다. 시지프스는 끊임없이 무거운 돌을 밀어 올리고 굴러떨어지는 과정을 부조리로 생각할 수도 있지만, 그 과정이 항상 똑같은 것이 아니라 매일 새로운 것일 수도 있습니다. 지구에서는 매일 해가 뜨고 지지만 45억 년이라는 과정 속에서 많은 변화가 있었습니다. 저는 지구가 그 과정 속에서 해낸 것 중 가장 큰 것이 인간이라고 생각합니다. 저는 세상에 절대 똑같은 것은 없다고 생각하며, 약물의 개발 과정이 아무리 마지막에서 꼬꾸라지더라도 끊임없이 새로 시작해야 한다고 생각합니다. 이것은 우리 부모님과 조부모님, 그리고 먼 조상들이 모두 해 왔던 일이라고 생각합니다.

 글을 마치면서 걱정스러운 것과 안타까운 것이 있었습니다. 걱정스러운 것은 주관에 흐르지 않고 객관적이고 옳은 내용을 쓸 수 있느냐는 것입니다. 치매 환자가 기하급수적으로 늘어나면서 관련이 없는 분야에서 자칭 전문가들이 많은 책을 쏟아 냅니다. 치매를 전공하는 신경과 의사로서 다른 분야의 전문가를 폄훼하려는 의도는 없습니다. 하지만 독자에게 주어지는 내용이 적어도 어느 정도는 검증 가능하고 비교적 신뢰성 있는 문헌을 바탕으로 하여야 합니다(본인의 적절한 연구 논문이 있으면 가장 좋겠지요). 프란츠 카프카의 미완성 소설 "성"에 이런 구절이 있습니다. "당신네 객실 하녀들은 열쇠 구멍으로 엿보는 일에 익숙해서, 당신들이 보는 사소한 일을 근거로 잘못된 만큼이나 멋지게 전체를 추론하는 사고방식을 갖고 있어. 그 결과, 예를 들어 이 경우에는 정작 나보다 당신이 훨씬 많이 안다고 할 수 있지." 저 역시 열쇠 구멍으로 내가 보는 세상만 이야기하지 않는지 책을 쓰는 내내 고민했습니다. 그런 오류를 범하지 않기 위하여 많은 전문가나 문헌을 참조했습니다. 비판에 완전히 자유로울 수는 없지만 적어도 많은 문을 열어 보았다고 생각합니다.

 안타까운 것은 미래보다 과거 이야기를 많이 한 것입니다. 위에서 말한 어떤 벽 때문일 수도 있고, 현실이 그렇기 때문에 어쩔 수 없는 부분도 있습니다. 하지만 완전히 해결되지 않는 것이 오히려 너무 상식적일 수 있습니다. 남편과 부인, 직장 상사와 부하, 선생과 학생, 주인과 고객, 혹은 종업원의 관계가 항상 완벽하게 유지될 수 있다고 생각하지는 않습니다. 완벽하다고 생각했던 관계도 시간의 바람에 따라 덜컹거리기도 하지요. 결국 약이라는 것은 이 관계를 보완하는 역할을 한다고 생각합니다. 완벽할 수 없기 때문에 약과 병, 환자, 보호자, 치료자 모두를 이해할 필요가 있습니다. 그것이 치매로 힘들어 하시는 부모님, 가족, 그리고 사회가 고통스럽더라도 바위를 밀어 올리는 과정일 것입니다. 비극도 부조리도 아닙니다. 그냥 가야 할 길이지요.

마지막으로 책을 출간할 수 있도록 도움을 준 가족, 친구들, 출판사 관계자 모두에게 감사드립니다.

2023년 11월 어느 날 진료실에서

브레인와이즈(디멘시아북스 자매출판사) 출간도서

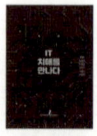
우리 부모님의 이상한 행동들
저자 곽용태

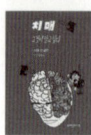
치매 그것이 알고 싶다
저자 양영순

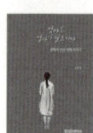
엄마도 엄마가 필요하다
저자 김은정

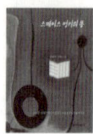
스페이스 멍키의 똥 (제1회 디멘시아 문학상 대상 수상작)
저자 박태인

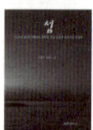
섬 (제1회 디멘시아 문학상 최우수상 수상작)
저자 이정수

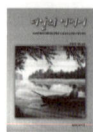
피안의 어머니 (제3회 디멘시아 문학상 최우수상 수상작)
저자 조열태

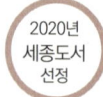
2020년 세종도서 선정

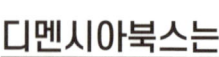
디멘시아북스는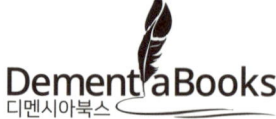

치매에 대한 올바르고 정확한 지식과 정보를 전달하고자 노력하는 치매 전문 출판사입니다.